フィジカルアセスメント

看護師特定行為研修 共通科目テキストブック

はじめに

　本書の最大の特徴は，まず，身体所見の記載法を明示していること，そしてこれだけ押さえておけばとりあえず大丈夫というポイントを読者に伝えているところにあります。観察結果を伝え，記録に残すには，自分が確認した所見をどのように表現したらよいのか知らなくてはなりません。逆に，何を記載しなくてはいけないかわかっていれば，どの所見を確認すべきかが明らかになります。所見の記載を自信をもって行うために，アセスメント力の向上が図られるという仕掛けです。

　最初にアセスメントを行う際は，系統立てて所見をとり診療録に記載します。その後の経過の記録では，多くの場合，正常所見は簡略化して記載されます。注目している病態によっても，記載内容は異なります。本書では，臨床の第一線で診療にあたっている医師に，領域毎に入院時の詳しい記載と，簡略化した日々の経過記録で用いる記載法を示していただきました。患者の状態を素早く判断するために必要な身体所見を概説し，病歴や症状から確認すべき項目をリストアップすることで，即実践に役立つものとなっています。フィジカルアセスメントは複雑で難しいという印象をもっている読者にこそ，手に取ってもらいたい教科書です。手順に従って繰り返していけば必要な情報が手間なく得られると感じていただけることでしょう。

　本書の章立ては，看護師特定行為研修の共通科目におけるフィジカルアセスメントの項目に準拠しています。そのため，部位別身体診察手技と所見の理論に続いて，第3章では小児および高齢者の生理学的な特徴に基づくフィジカルアセスメントと身体所見の記載法を取り上げました。第4章では，救急外来および集中治療室ならびに在宅医療の現場において，身体所見が早期の診断や経過観察に役立った事例を紹介いただいています。病態と関連付けて解剖や生理学の知識が学べるのも本書の魅力です。特定行為を行う看護師にとどまらず，医学生や初期研修医を含め，身体所見確認が求められるあらゆる職種に役立つテキストになっています。フィジカルアセスメントの手順をコンパクトに学ぶことができ，それほど時間をかけずに全身の確認が行えることを実感してください。

　多様な臨床場面において，病態の変化や異常の出現を見逃さず，しっかりと記録していち早く対応につなげられるフィジカルアセスメントの修得に本書を役立てていただけたら幸いです。ご多忙な中，ご執筆くださいました先生方，出版社の皆さまにこの場を借りて感謝申し上げます。

2019年3月

武田　裕子

目次 CONTENTS

フィジカルアセスメント

第1章 フィジカルアセスメントを自在に

① 臨床推論の力 …………………………………………………… 8
② 道具必携 ………………………………………………………… 10

第2章 部位別身体診察手技と所見

① 全身状態とバイタルサイン ……………………………………… 14
② 頭頸部 …………………………………………………………… 20
③ 呼吸器（胸郭と肺）……………………………………………… 28
④ 循環器（心臓・血管系統）……………………………………… 36
⑤ 腹部 ……………………………………………………………… 54
⑥ 四肢（筋骨格系）………………………………………………… 66
⑦ 乳房・リンパ節 ………………………………………………… 75
⑧ 泌尿・生殖器 …………………………………………………… 83
⑨ 神経系 …………………………………………………………… 89

第3章 身体診察の年齢による変化

① 小児 …………………………………………………………… 106
② 高齢者 …………………………………………………………… 116

第4章 状況に応じた身体診察

① 救急・集中治療室 …………………………………………… 134
② 在宅医療 ………………………………………………………… 143

索　引 ……………………………………………………………… 150
付録）正常所見記載例 ………………………………………… 152

編集者と執筆者

| 編　集 | 武田　裕子 | 順天堂大学医学部医学教育研究室 |

執筆者（執筆順）

第1章	武田　裕子	順天堂大学医学部医学教育研究室
第2章	早野　恵子	熊本託麻台リハビリテーション病院内科 済生会熊本病院総合診療科
	山本　由布	セントラル総合クリニック総合診療科 筑波大学総合診療グループ
	前野　哲博	筑波大学医学医療系・筑波大学附属病院総合診療科
	武田　裕子	順天堂大学医学部医学教育研究室
	沢山　俊民	さわやまクリニック 川崎医科大学名誉教授（循環器内科）
	徳田　安春	群星沖縄臨床研修センター
	仲田　和正	西伊豆健育会病院
	齊藤　光江	順天堂大学大学院医学研究科乳腺・内分泌外科学
	小森ひろか	Senior Clinical Fellow, Transplant Surgery, Addenbroke's Hospital, Cambridge University Hospital NHS Trust Foundation
	稲福　徹也	稲福内科医院
第3章	土屋　宏人	社会医療法人河北医療財団河北総合病院小児科
	小早川雄介	社会医療法人宏潤会大同病院小児科
	鈴木　富雄	大阪医科大学附属病院総合診療科 大阪医科大学地域総合医療科学寄付講座
第4章	武田　多一	三重大学医学部附属病院災害医療センター
	鶴岡　優子	つるかめ診療所

第 1 章
フィジカルアセスメントを自在に

① 臨床推論の力

② 道具必携

① 臨床推論の力

》ポイント
- 所見に基づいて考えるだけでなく，患者背景や症状と経過を考えながら所見を探すことで異常を見つけやすくなる。
- 一定の手順で身体所見をとり続けることで，変化にいち早く気づくことができる。

1．フィジカルアセスメントと臨床推論

　フィジカルアセスメントは，身体（フィジカル）所見を確認し，患者の状態を評価（アセスメント）するという臨床判断の過程を指す。患者の状態を把握し，緊急性の有無を確認して，その後の行動につなげるものである。肺の聴診で，水泡音や喘鳴を聴取できたとしても，その存在を確認しただけではアセスメントしたことにはならない。所見をもとに臨床像を考えることが求められる（図1-1Ⓐ）。例えば，発熱している患者において，呼吸音で大水泡音（coarse crackles：コース・クラックルズ）を聴取すれば，肺炎による発熱を疑う。あるいは，肋骨脊椎角（costovertebral angle：CVA）の叩打痛（tenderness）があれば，腎盂腎炎を考える。そこから次のプランが生まれる。

　では，どうして呼吸音を確認するのか，CVAを叩打するのか。フィジカルアセスメントでは肺の聴診は必須であり，皆，聴診器を胸部に当てる。しかし，この発熱患者が脳梗塞後で食

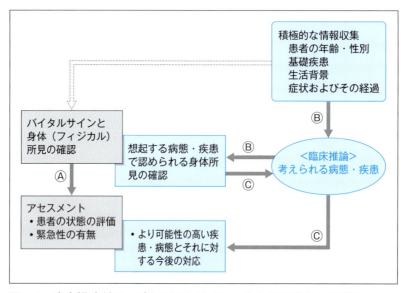

図1-1　臨床推論がフィジカルアセスメントをより明確かつ的確に

事の際にむせることがあり，前日から喀痰の量が増えて咳をしていたという病歴があったらどうか。誤嚥性肺炎ではないかと考え，より注意深く時間をかけて肺の聴診を行うであろう。一方，CVA叩打痛は，毎回あらゆる患者で確認するようなことはしない。しかし，3，4日前から頻尿・排尿時痛・残尿感を感じていた女性が，悪寒と高熱，全身倦怠感を訴えてきたら，急性腎盂腎炎を疑ってCVA叩打痛の有無をチェックするであろう。

このように，患者の年齢や抱えている疾患といった背景から生じやすい病態を想起し，身体所見から可能性の高い疾患を絞り込んでいくプロセスを，臨床推論という。呼吸音の減弱や副雑音の出現といったわずかな変化，通常なら確認することもない身体所見は，漫然と患者に接していたのではわからない。異常を疑って注意深く探すことで初めて見い出せる（図1-1Ⓑ）。同時に，その異常所見の存在が病態をさらに説明し，臨床推論を的確なものにする（図1-1Ⓒ）。

症状や病歴から考えられる疾患や病態を挙げるのは，初学者にはなかなか困難であるが，本書では，身体診察の部位毎に遭遇する可能性のある異常所見と病態を，解剖・生理学的な説明とともに概説している。また，「こんな時に役立つフィジカルアセスメント」のセクションには，フィジカルアセスメントが役立った事例を挙げ，病歴や患者背景から，どのような病態を考えたか，それを裏付ける身体所見はどのようなものであったかを紹介している。フィジカルアセスメントにおける臨床推論の理解に役立つので，ぜひ目を通してほしい。

2．異常所見を見い出すには

身体所見は，意識して探さないと存在しても気づかずに見落としてしまう。指導者に指摘され，再度確認して初めて聴こえた，触れたという経験は誰にでもあるだろう。確実な身体診察手技修得には，次の点を心がける。

1）**正常所見を熟知する**：正常を知らなくては，異常も見い出せない。機会ある毎に身体所見をとり性状を確認する。
2）**異常所見を認識する**：心雑音や肺の副雑音の聴取，腫瘤の触知など，正常ではないとわかっても，何に由来する異常かを同定するにはそれらの所見を適確に記載できるほど認識できなくてはならない。シミュレーターを活用し，また，臨床の場面でも異常所見をできるだけ多く経験して，遭遇した時に認識できるようにしておく。
3）**定期的に確認する**：毎回，一定の手順で身体所見をとることで，前回の診察時になかった異常にいち早く気づくことができる。
4）**所見を記載する**：異常所見を認めた時に，それが新しく出現したものか，以前から存在するのかは記録されていなければわからない。臨床的に意味のある変化かどうか判断するために，診察の度に記録することが求められる。記載するには自信をもって所見を得る必要があり，より丁寧な診察が求められる。正確な記載は，その後の自分や同僚へのサポートとなるのだ。

本書では，各項の冒頭に身体所見記載法を示している．それに沿って診察すると，基本的な所見を一通り確認することになる．フィジカルアセスメントを行う度にこの記録を残すことが，自らのスキル・アップにつながると同時に，その患者の診療に参加している医療者への貴重な情報提供となる．

患者の容態によっては，選択的に所見を確認して素早くアセスメントすることが求められる場合もある．そのような時に役立つのがバイタルサインである．患者の不安定な状態を見抜くのも，重要な臨床推論である．

② 道具必携

フィジカルアセスメントには必要な診察用具がある．そのよしあしによって，所見をとれるかどうかが変わることがあるため，適切に選択しなくてはならない．

1．聴診器

各種市販されているが，聴診器によって性能が大きく異なる．血圧測定の際に用いるようなヘッドの薄いカラフルな聴診器では，肺のわずかな副雑音や過剰心音（Ⅲ音・Ⅳ音）の聴取はまず困難である．

聴診器のヘッドは膜型とベル型に分かれていて，ヘッド付近の管を回して切り替えを行うタイプが一般的である（図1-2）．

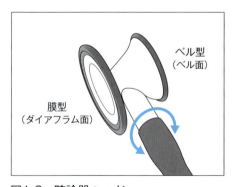

図1-2　聴診器ヘッド

- 膜型：高音成分の聴取に適しており，肺の呼吸音や副雑音，心音（Ⅰ音，Ⅱ音），心雑音，血管雑音，腸蠕動音の聴取に用いる。皮膚に密着させて聴取する。皮膚との密着面積が広いため，よりはっきりと聴取できる。
- ベル型：低音成分からなる過剰心音（Ⅲ音・Ⅳ音）や拡張期ランブルの聴取に用いる。強く押し付けると膜型と同じく高音も聴取するため，低音成分を聴く時には軽く胸壁にあてる。

膜型，ベル型で拾った音は，導管（チューブ）からイヤピースに伝わり，検者の鼓膜に到達する。音は導管を通る間に減弱するため，聴診器は長すぎないほうがよい（60cm程度）。また，太いほうが音はよく伝搬する。

聴診器は，フィジカルアセスメントで最もよく用いるものである。何度も買い替えるものではないので，安価なものを購入するのではなく一生使い続けることができるものを選びたい。

2．ペンライト

対光反射や口腔内の診察に必要。いつでも使えるように携行する。近年，光源がLEDのものが増えているが，演色性のよい本来の色調を再現できるものを選ぶ。

3．舌圧子

口腔内の診察に用いる。個包装されている使い捨てのものを，ペンライトとともに携行する。

4．打腱器

腱を叩くゴム製の頭の部分と柄の部分からなる。頭の部分が軽すぎると十分な衝撃が与えられず，反射を得にくい。また柄の部分も，短すぎると振った時にスナップが効かせにくく勢いが足りないことがある。頭部が円盤状や三角形のもの，棒状のものなどがある。円盤状のものは，どの方向でも同じように叩ける。三角形のものは，当てる角度と部位に注意が必要である。頭部のゴムは，古くなると劣化して硬くなるのでときどき確認する。

※その他，神経学的所見をとる際に使用する道具については，第2章⑨神経系図2-67を参照。

✓ 関連する特定行為区分

☐ 栄養及び水分管理に係る薬剤投与関連
☐ 感染に係る薬剤投与関連
☐ 循環動態に係る薬剤投与関連

第 2 章
部位別身体診察手技と所見

① 全身状態とバイタルサイン

② 頭頸部

③ 呼吸器（胸郭と肺）

④ 循環器（心臓・血管系統）

⑤ 腹部

⑥ 四肢（筋骨格系）

⑦ 乳房・リンパ節

⑧ 泌尿・生殖器

⑨ 神経系

① 全身状態とバイタルサイン

≫ポイント

- 全身状態とバイタルサインを順序立ててチェックする。
- 視診により,全身状態(良好,やや不良,不良などの3段階)を素早く評価する。
- 呼びかけへの反応が不良ならば,意識レベルを評価する。
- バイタルサイン[血圧(BP),脈拍数(PR),呼吸数(RR),体温(BT)]を測定し,必要に応じて酸素飽和度(SpO_2),頸静脈圧[1]を追加する。
- 所見を順序立てて正確に記載する。

≫正常所見記載例

身なりの整った標準的体格の男性。
全身状態は良好,努力様呼吸ではない。
身長 165cm　体重 60kg
BMI 22kg/m^2
意識清明で見当識やアイコンタクトは良好である。
バイタルサイン:
BP 座位右上腕124/82,座位左上腕120/78,
PR 64/分,整,RR 12/分　BT 36.5℃

≫簡略版

全身状態:良好
意識:清明
バイタルサイン:
BP(座位,右上腕)128/84,
PR 68/分,整,RR 14/分
BT 36.8℃

≫フィジカルアセスメントの基本手順

1. **全身状態**[2)3)]

   視診による全身状態の把握をする。

   　服装:身だしなみ,衛生状態,季節への適切性

   　体臭・口臭:呼気のアルコール臭,アセトン臭(糖尿病),尿毒症,肝不全

2. **意識状態**[2)]

   患者は覚醒しているか? 注意力はどうか? 呼びかけに反応するか? 反応しなければ,すぐに意識レベルをアセスメントする。

   　表情:アイコンタクト

内科救急診療指針2016[4)]

意識状態の評価には,Japan Coma Scale(JCS),Glasgow Come Scale(GCS)などを用いる(第2章 ⑨神経系表2-10,表2-11を参照)。意識障害は変動することも多く,適宜評価を繰り返す必要がある。

① 全身状態とバイタルサイン

3．苦痛の徴候を察知する

　胸痛あるいは呼吸困難：胸部絞扼感，蒼白，発汗，努力呼吸，喘鳴，咳嗽など。
　　疼痛：痛みにたじろぐ様子，発汗，痛む部位をかばう様子，しかめ面，四肢や体幹をかばう姿勢など。
　　不安あるいは抑うつ：不安そうな表情，落ち着きのなさ，無表情，視線が合わない。

4．次に頭から足先まで全身の観察を行い，顔貌，顔色，体位，姿勢，体格，栄養状態を評価する

・身長，体重の計測をして，BMI（body mass index），肥満の危険因子の評価を行う。
・全身の視診は，患者が診察室に入ってきた時から始まるが，可能なら待合室での様子も観察するとよい。患者の全体像をみて，素早く全身状態を評価*する。
　診察終了後見送る時にも，患者の姿勢や足取り，歩くスピードなどを観察するとよい。
　顔貌：苦悶様，無欲様，仮面様，浮腫様など。
　顔色：皮膚や粘膜の蒼白は貧血やショックの存在を示唆する。
　体位・姿勢：上体を前屈，膝を抱え込む体位（胆石や尿路結石による疝痛発作），左心不全患者は座位を好む。
　体格・栄養：肥満，るいそう。

疼痛の評価（日本緩和医療学会のガイドライン）[5]

痛みの強さ（程度）は治療効果判定の意味からも初診時に評価しておくことが重要である。
評価法としてはさまざまなツールが開発されているが，信頼性，妥当性ともに検証され，臨床の場で用いられているものは，数値評価スケール Numerical Rating Scale（NRS），視覚的評価スケール Visual Analogue Scale（VAS），Verbal Rating Scale（VRS）である。
NRSは，痛みを0から10の11段階に分け，痛みが全くないのを0，考えられる中で最悪の痛みを10として，痛みの点数を問うものである。一般的にはNRSが推奨される。

バイタルサインの測定[6]

1．体温（BT）：腋窩温の測定

　検温器の先端が腋窩動脈に当たるように，腋窩の下前方から後上方に向けて腋窩体温計を入れる。腋窩以外に，口（舌下），耳（鼓膜体温計），前額部（非接触式），直腸（直腸体温計）などでも測定可能である。部位により体温に差が出ることに注意する。
　現在は，電子体温計が主流であり水銀を使った体温計の使用は減少している。

---

*Quick look test：視診による素早いアセスメントであり，全身状態を良好，やや不良，不良（well, sick, critical）などの3段階で評価する。迅速な介入の必要性を決断する際に役立つ。

2．呼吸数（RR）

1）呼吸数の測定：呼吸数は，脈をみながら，自然な流れで視診で胸の動きをみて30秒間数えて2倍する（患者に意識させないことが重要である）。
　　健常成人安静時　12～20/min
2）呼吸の異常：呼吸数以外にリズムや深さをみてパターンを確認する［第2章③呼吸器（胸郭と肺）表2-3を参照］。浅速呼吸，チェーン・ストークス呼吸，ビオー呼吸，クスマウル呼吸，起坐呼吸，片側臥位呼吸など。

3．脈拍数（PR）：橈骨動脈で測定

①患者さんに声かけをしてリラックスしてもらう。
②測定　・両側の橈骨動脈を，検者の第2～4指で同時に触知する。
　　　　・脈拍数，左右差，リズム（不整の有無），緊張度を確認する。
　　　　・片側で脈拍数を計測する（リズムが正常ならば，15秒数えて4倍する）。

4．血圧（BP）：上肢の測定

1）マンシェットの巻き方（図2-1）
①マンシェットの大きさが適切であることを確認する［マンシェットのゴム嚢が上腕周囲の80％（成人）を巻けるサイズを選択する］。
②枕や支持台により，上腕の位置が心臓の高さと同じになるように調節する（測定部位が心臓より高いと血圧の値は低めに，心臓より低いと血圧の値は高めに出る）。
③上腕を十分露出し，肘関節を伸展させ，上腕動脈の位置を触診で確認する。
④ゴム嚢の中央が上腕動脈の真上にくるように，そしてマンシェットの下端が肘窩の2cm上にあるようにマンシェットを巻く。巻く強さは指が1～2本入るくらいがよい。

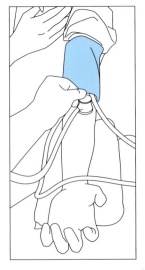

図2-1　マンシェットの巻き方

① 全身状態とバイタルサイン

2）血圧の測定法（測定法の詳細は表2-1）
- 初めて血圧を測定する場合は，両側を測定する。
- 血圧の値は収縮期血圧／拡張期血圧の順に原則として偶数で表記し，単位はmmHgである。

※水銀血圧計・水銀体温計が2021年1月1日以降の製造・輸出入が禁止される条例に向けて，日本医師会や環境省による水銀血圧計などの回収マニュアルが発表されている。

1．触診法で，収縮期血圧を測定する
①橈骨動脈（または肘窩上腕動脈）を触れる。
②左手で橈骨動脈を触れつつ70mmHgまで速やかに加圧する。
③その後10mmHgずつ上げて行き，橈骨動脈の脈が触れなくなった時点からさらに20〜30mmHg上まで速やかに上昇させる。
④その後，1秒に2mmHgずつ内圧を下げ，脈が触れ始める値を収縮期血圧として確認する。
⑤測定後は，速やかに内圧を下げる。

2．聴診法で血圧を測定する
①聴診器を肘窩の上腕動脈の上に置く（マンシェットの下に入れない）。
②触診で測定した値より20〜30mmHg，圧を上昇させ，2mmHg/秒で下げる。
③コロトコフ音が聞こえ始めたら（第1点），2mmHg/1心拍の速さで内圧を下げる。コロトコフ音が急に減弱（第4点）し，聴こえなくなる点（第5点）が拡張期血圧である。聴こえなくなってもさらに10mmHg内圧を下げ音の出現がないか確認し，以後急速に下げる。（聴診間隙*の確認）
圧を0mmHgまで下げてもコロトコフ音が聴取される場合は，第4点を併記する（少なくとも30秒経過後もう一度測定し，2回の平均を血圧とする）。

*聴診間隙[2]：収縮期血圧と拡張期血圧の間にみられる無音の間隙。さらに圧を下げていくと一度聞こえなくなった血管音が再び聞こえるようになることがある。
聴診間隙に気づかないと収縮期血圧を過小評価したり，あるいは拡張期血圧を過大評価してしまう。
聴診法の前に触診法で収縮期血圧を測定することにより聴診間隙の見落としを防止できる。
※自動血圧計で測定する場合は，測定している間に橈骨動脈の触診を併用するとよい。

表2-1 血圧の測定法（アネロイド血圧計を用いた場合）

5．下肢の脈拍と血圧測定
- 足背動脈または後脛骨動脈で左右差の有無を確認する。
- 足背動脈または後脛骨動脈で血圧を測定する場合は，通常使用するマンシェット（上肢用）でよい（膝窩動脈の場合は大腿用のマンシェットを用いる）。
- 足首にマンシェットの下縁がくるように巻き，足背動脈（後脛骨動脈）を触診しながら血圧を測定する。

第2章　部位別身体診察手技と所見

> **臨床メモ：qSOFA**
>
> 最新の敗血症のガイドラインの敗血症新基準にqSOFA（Quick SOFA）Criteriaの記載がある[7]。呼吸数，意識状態の変化，血圧など即座に測定できるバイタルサインなどにより敗血症の素早いアセスメントが可能である。下記，2項目以上満たす場合に敗血症と診断。
>
> qSOFA（クイックSOFAクライテリア）
> ・呼吸数≧22/分
> ・意識状態の変化：GCS15点未満
> ・収縮期血圧≦100mmHg

こんな時に役立つフィジカルアセスメント

> **症例 1**
>
> 症例：38歳，独身男性
> 職業：システムエンジニア
> 主訴：上腹部痛
> 病歴：2, 3日前から上腹部痛（心窩部痛）があり，痛みがひどくなったため（NRS 7～8）外来を受診した。入室後，気分不良のため診察台に仰臥位になっている。
> 身体所見
> 全身状態：やや不良，意識：清明，顔色：やや蒼白
> バイタルサイン：BP 124/80，PR 90/分（仰臥位），BP 102/72，PR 102/分（座位：両足を降下），RR 16/分，BT 36.5℃
> 眼瞼結膜：貧血様，眼球結膜：黄疸なし
> 肺：清，副雑音なし，心臓：リズム　整，心雑音なし
> 腹部：平坦，腸雑音：聴取可能（正常），やや硬い（筋収縮のため），上腹部（正中～左側）に自発痛および圧痛があるが，反動痛（反跳痛）はない。
> 直腸診で黒色便（潜血反応陽性）を認めた。

・全身状態はやや不良で顔面は蒼白であるが，仰臥位の血圧には異常がない。
・さらに座位（両足を降下）の血圧を測定すると20mmHg以上低下，脈拍も増加していた。このことは，循環血液量の低下を示しており，出血や脱水を生じる疾患が鑑別診断として挙げられる[8]。
・直腸診における便の性状から，上部消化管出血による循環血液量の減少が疑われた。
・仰臥位だけの血圧測定では，正常血圧と評価して循環血液量の低下を見逃すことがある。気分不良などの全身症状や顔面蒼白の所見を認めた場合は，下肢を下ろした座位または立位の血圧測定（起立性低血圧のチェック*）も必要である。

---

*起立性低血圧の血圧測定のタイミングについては，壮年期の成人では起立後1分以内の測定における起立性低血圧が，めまい・立ちくらみや長期的な有害事象（転倒，骨折，失神，死亡などのリスク）と強く相関するという論文がある[9]。臥位から立位（立位が困難な時には，座位で下肢をベッドから下ろした体位）で血圧と脈拍数を評価する。収縮期血圧で20mmHg以上の低下，あるいは脈拍数の20/分以上の上昇を認めた場合，著しい出血や脱水などの循環血漿量の減少や自律神経障害を考える。成書によると，Tilt Testにおいて心拍数の30/分以上の上昇，あるいは血圧の20mmHg以上の低下を陽性とすると，体液減少の感度97%，特異度96%，陽性尤度比24.3と報告されている[10]。

① 全身状態とバイタルサイン

> **症例2**
> 28歳，女性。1型糖尿病でインスリン療法のため外来通院中。インフルエンザ罹患3日後，軽度の意識障害が生じたため来院した。外来通院時の体重に比べて，体重が4kg減少している。全身状態はやや不良で，ストレッチャー上で仰臥している。仰臥位のBP 128/82，PR 88/分，座位（足を下した状態）のBP 94/62，PR 112/分。深くて早い呼吸を呈し，RRは1分間に約30回であった。呼吸数と呼吸パターンはクスマウル（kussmaul）呼吸を示唆しており，呼気のアセトン臭（リンゴの腐ったような臭い）から糖尿病性ケトアシドーシスが疑われ，簡易血糖測定器（デキスター）によりBS（血糖）325mg/dLであった。
>
> *クスマウル呼吸は，糖尿病性，アルコール性，尿毒症性，乳酸などの代謝性アシドーシスで生じるため，呼気臭などの追加情報が必要である[11]。

・定期的に外来通院をしている1型糖尿病の患者が，臨時に来院したことより急変を疑う。
・体重が前回に比べて4kg減少しているため，循環血液量の減少を疑う。
・黒色便などの消化管出血の徴候がないため，脱水を考慮する。
・仰臥位と座位（足を下ろした状態）の血圧の差は循環血液量の減少を示す。
・この症例にとって，呼吸数と呼吸パターンは診断の契機となる重要なサインである。
・呼気臭などの追加情報があると，代謝性アシドーシスから糖尿病性ケトアシドーシスへの診断の絞り込みができる。

文献

1）広沢弘七郎，Jules Constant. ベッドサイドの心臓病学（1979年）第2版. 東京，南江堂，1979.
2）Lynn S. Bickley, Peter G. Szilagyi 著．福井次矢，井部俊子，山内豊明（日本語版監修）．ベイツ診察法 第2版. 東京，メディカル・サイエンス・インターナショナル，2015.
3）Marshall Ruedy, ON CALL, PRINCIPLES AND PROTOCOLS, Third Edition, Saunders, 2000.
4）日本内科学会 編．内科救急診療指針2016. 東京，総合医学社，2017.
5）特定非営利活動法人 日本緩和医療学会 緩和医療ガイドライン作成委員会 編．がん疼痛の薬物療法に関するガイドライン2010年版. 東京，金原出版，2010.
https://www.jspm.ne.jp/guidelines/pain/2010/chapter02/02_02_02.php
6）熊本大学医学部臨床実習入門コースワーキンググループ編集委員会 編．クリクラナビ―基本的臨床能力学習ガイド改訂第2版. 東京，金原出版，2006.
7）Singer M, Deutschman CS, Seymour CW, et al. The Third International Consensus Definitions for Sepsis and Septic Shock（Sepsis-3）. JAMA. 2016 ; 315 : 801-10.
8）早野恵子，口渇thirst脱水dehydration，内科学書，東京，中山書店，2013，P292.
9）Juraschek SP, Daya N, Rawlings AM, et al. Association of History of Dizziness and Long-term Adverse Outcomes With Early vs Later Orthostatic Hypotension Assessment Times in Middle-aged Adults. JAMA Intern Med. 2017 ; 177 : 1316-23.
10）今井裕一．酸塩基平衡，水・電解質が好きになる―簡単なルールと演習問題で輸液をマスター．東京，羊土社．2007，84.
11）徳田安晴．バイタルサインでここまでわかる！ OKとNG．埼玉，カイ書林，2010.

② 頭頸部

》ポイント
- 眼球・眼瞼結膜は観察しやすく，情報が得られやすい。
- 扁桃は腫脹だけでなく，発赤や白苔の診察も合わせて行おう。
- 忘れがちな甲状腺を意識して診察しよう。
- リンパ節腫脹，頸静脈の怒張，Neck Flexion Testなどの観察で重症疾患のサインをつかもう。

》正常所見記載例

```
頭部・顔面：視診上異常なし
眼：眼球突出なし，眼瞼結膜蒼白なし，
    眼球結膜黄染・充血なし，
    瞳孔径4mm・瞳孔不同なし・正円，
    角膜・水晶体混濁なし
耳：耳介周囲に異常なし
鼻：鼻の変形，皮疹なし，副鼻腔周囲に圧痛・叩打痛なし
口唇：口唇チアノーゼ・潰瘍・色素沈着なし
口腔・咽頭：歯・歯肉に異常なし，咽頭発赤なし，
    扁桃腫脹なし，
    軟口蓋の下垂や口蓋垂の偏移なし
頸部：頸部リンパ節腫脹なし，甲状腺腫大なし，
    外頸静脈怒張なし（坐位），
    Neck Flexion Test（頭部の前屈検査）陰性
```

》簡略版

```
眼瞼結膜蒼白なし，
眼球結膜黄染・充血なし，
咽頭発赤なし，
扁桃腫脹なし，
甲状腺腫大なし
頸部リンパ節腫脹なし
```

》フィジカルアセスメントの基本手順

1．頭部，顔面
  ・頭皮や毛髪，顔貌の異常がないかを観察する。

2．眼
  ①正面，側方から眼球全体を観察し，眼球突出がないか確認する。
  ②下眼瞼を両母指で押し下げ，眼瞼結膜の色調を観察する（図2-2）。
    特に下眼瞼の手前の縁（結膜環）の蒼白は貧血を強く示唆する。
    →一般的には血清ヘモグロビン値が11g/dL以下になると眼瞼結膜の蒼白が認められる[1]。

③眼球結膜に黄染や充血がないか観察する。
　→一般的には総ビリルビンが3mg/dL以上になると眼球結膜に黄染が認められる[2]。
④瞳孔の大きさ，形，左右差を確認する。
⑤角膜や水晶体の混濁がないか確認する。

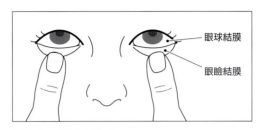

図2-2　結膜の診察
両手の母指で下眼瞼を押し下げ，結膜を観察する。

3．副鼻腔

①前頭洞（眉毛上部），上顎洞（頬部）付近に左手の中指を当て，右手中指で軽く打診し，痛みの有無を確認する（図2-3）。

②同部位を押し，圧痛の有無を確認する。
　→打診や触診での痛みは副鼻腔炎を示唆する。

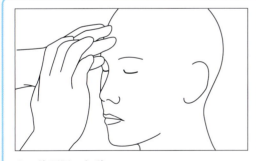
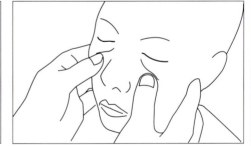

A：前頭洞の打診　　　　　　　　　B：上顎洞の触診

図2-3　副鼻腔の診察

4．口腔内（図2-4）

①大きく口を開けてもらい，ペンライトと舌圧子を使って咽頭粘膜，歯，歯肉，咽頭後壁，扁桃を観察する（図2-5）。小児の診察など舌圧子が使いにくい場面では，「あー」と声を出してもらったり，頸部を後屈させたりすると観察しやすくなる。

②扁桃は，腫脹，発赤，白苔の付着など，扁桃炎の所見の有無を観察する。

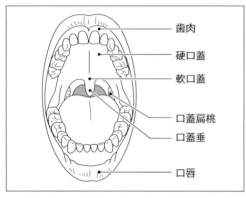

図2-4　口腔内

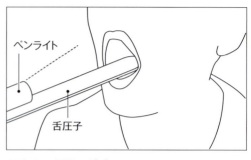

図2-5　咽頭の診察
舌圧子，ペンライトを使用する。

5．頸部

1）リンパ節

①頸部の各リンパ節を触診する（図2-6）。

- リンパ節の診察手順の一例：後頸部リンパ節→耳介後部リンパ節→耳介前部リンパ節→下顎角直下リンパ節→顎下部リンパ節→オトガイ下部リンパ節→後頸三角リンパ節→胸鎖乳突筋浅層リンパ節（図2-7）→胸鎖乳突筋深層リンパ節→鎖骨上窩リンパ節（図2-8）。自分なりの順序を考え，漏れがないように行う。
- 頸部では1cm以上，または小指の末節骨より大きいリンパ節を有意な腫脹と考える。
  →リンパ節はリンパ液の濾過を行っており，リンパ節に微生物やがん細胞が到達すると反応性に腫脹する。
- リンパ節腫脹が認められた時は，大きさ，可動性，硬さ，圧痛，辺縁の性状を確認して診療録に記載する（図2-6）。

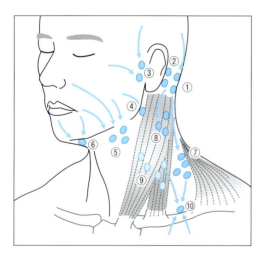

図2-6　頸部リンパ節

→：リンパの流れ

①後頸部リンパ節，②耳介後部リンパ節，③耳介前部リンパ節，④下顎角直下リンパ節，⑤顎下部リンパ節，⑥オトガイ下部リンパ節，⑦後頸三角リンパ節，⑧胸鎖乳突筋浅層リンパ節，⑨胸鎖乳突筋深層リンパ節，⑩鎖骨上窩リンパ節

② 頭頸部

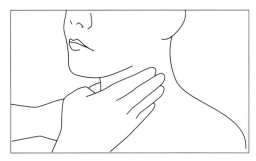

図2-7 リンパ節の診察例（胸鎖乳突筋浅層）
両側の示指と中指の腹を使って，回転させるようにやさしく触診する。

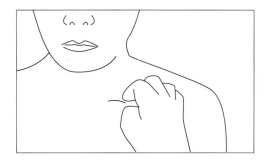

図2-8 リンパ節の診察例（鎖骨上窩）
鎖骨上窩に指を押し込むようにして触診する。

2）甲状腺

①甲状腺を正面から観察し，その後両母指で軽く触診する（図2-9）。母指を添えたまま嚥下してもらい，甲状腺の移動を指で感じながら上極から下極までくまなく触診する。
②甲状腺の腫大がある場合は，硬さや大きさ，圧痛を確認する。

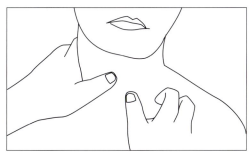

図2-9 甲状腺の触診
頸を少し前屈してもらうと，筋肉が弛緩して診察しやすい。

3）内頸静脈

- 坐位または半坐位（45度程度）で右頸部を観察し，内頸静脈の怒張がないか確認する（図2-10，図2-11）。患者の右側に立ち，内頸静脈付近の皮膚をペンライトで接線方向に照らすと観察しやすい。内頸静脈の確認が困難な場合に，より観察が容易な外頸静脈で評価することもあるが，中心静脈圧を正確に反映するとは限らないため，他の身体所見なども踏まえて総合的に評価を行うなどの注意が必要である。
  →内頸静脈の怒張は一般的に中心静脈圧の上昇を，虚脱は脱水などの循環血液量の減少を示唆する。
- 大まかに，「坐位でみえたら異常，臥位でみえなかったら異常」と考える。

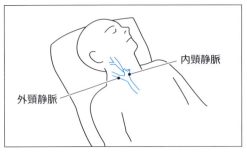

図2-10　外頸静脈の視診
座位または半座位で，普段は認めない外頸静脈の明らかな怒張があれば中心静脈圧の上昇を示唆する。

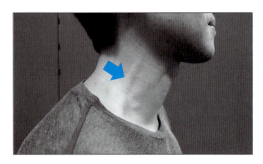

図2-11　外頸静脈の怒張

4）髄膜刺激徴候

・頭部を前屈してもらい，顎を前胸部につけてもらう（Neck Flexion Test）（図2-12）。
　→前屈で痛みが誘発され，顎が前胸部につかない場合は陽性と考え，髄膜炎を疑う。

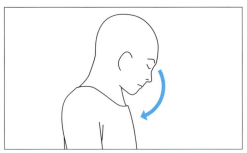

図2-12　Neck Flexion Test
患者さんに自分で頭部を前屈してもらう。
坐位でも立位でも可能。

代表的疾患でみられる症状・徴候・局所所見

1．頭部，顔面

・脱毛あり：感染症などの皮膚疾患
・顔全体が丸みを帯び，頬が紅潮している（満月様顔貌）：クッシング症候群
・表情が硬く，変化に乏しい（仮面様顔貌）：パーキンソン病

2. 眼
- 眼球突出あり：バセドウ病
- 眼瞼結膜に蒼白あり：貧血
- 眼球結膜に黄染あり：肝炎，胆管炎，胆道系悪性腫瘍などの肝胆道系疾患
- 眼球結膜に充血あり：結膜炎
- 瞳孔不同あり：頭蓋内病変
- 水晶体に白濁あり：白内障

3. 副鼻腔
- 副鼻腔周囲に叩打痛，圧痛あり：副鼻腔炎

4. 口腔内
- 繰り返す口腔内潰瘍：全身性エリテマトーデス（SLE），ベーチェット病など
- 咽頭後壁に発赤あり：咽頭炎
- 扁桃腫脹，発赤，白苔の付着あり：溶連菌性扁桃炎，伝染性単核球症など
- 軟口蓋の下垂，口蓋垂の偏移：扁桃周囲膿瘍

5. 頸部
- 下顎角直下リンパ節に腫脹，圧痛あり：急性扁桃炎，急性咽頭炎など
- 鎖骨上窩リンパ節に腫脹あり，硬く，可動性不良：胃がんなど消化器がんのリンパ節転移

【硬さ】石様：がんのリンパ節転移
　　　　弾性硬：悪性リンパ腫
　　　　弾性軟：感染や炎症，リンパ腫

【圧痛】圧痛は通常炎症を意味するが，悪性腫瘍でも急速な増大や内部の出血があると圧痛を認める。

【可動性】非可動性のリンパ節は癒着しており，がんのリンパ節転移や悪性リンパ腫，慢性炎症などを疑う。

- 全体的な甲状腺腫大あり，柔らかく，圧痛なし：バセドウ病（甲状腺機能亢進症）
- 甲状腺内に一部硬い結節を触知する：甲状腺腫瘍
- 坐位で内頸静脈の怒張あり：心不全，心タンポナーデなど
- Neck Flexion Testが陽性：髄膜炎など

知っておくと理解が深まる

- 頸部リンパ節腫脹の部位によって，考える疾患やその部位（臓器）が異なる（表2-2）。

リンパ節の部位	疑われる疾患の例
耳介後部リンパ節	風疹，前頭側頭部頭皮の細菌又は真菌感染
耳介前部リンパ節	結膜炎
下顎角直下リンパ節	細菌性扁桃炎
後頸三角リンパ節	悪性リンパ腫，甲状腺がん，咽頭がんの転移，伝染性単核球症など
胸鎖乳突筋深層リンパ節	咽頭炎，中耳炎・外耳炎など
左鎖骨上窩リンパ節	胃がんなど，消化器がんの転移

表2-2 リンパ節腫脹の部位により疑われる疾患の例

こんな時に役立つフィジカルアセスメント

> **症例1** 9歳，男児。2日前からの咽頭痛，発熱を訴えて来院した。咽頭を観察すると扁桃が著明に発赤，腫脹しており，白苔の付着も認められた。検査の結果，溶連菌性扁桃炎と診断された。

- 扁桃の発赤，腫脹，白苔の付着は細菌性扁桃炎やEBウィルス感染症を疑う。細菌性の場合は前頸部リンパ節の腫脹が認められるが，ウイルス性の場合は全身の感染症のため，後頸部リンパ節の腫脹がより一般的である。

> **症例2** 25歳，女性。子供の予防接種に来た際，甲状腺の腫大を指摘された。最近動悸や息切れがあり，体重減少も認めているようであった。触診では柔らかく全体的に腫大した甲状腺を触知し，精査を勧めたところ，後にバセドウ病と診断され，治療が行われた。

- 甲状腺の腫大は，全体的に腫大する橋本病（甲状腺機能低下症）やバセドウ病（甲状腺機能亢進症），甲状腺の一部に結節を触れる甲状腺腫瘍などの疾患の可能性がある。橋本病では浮腫，気力の低下や体重増加が，バセドウ病では動悸や易疲労感，体重減少，手の振戦などの症状が認められる。甲状腺腫瘍は特に症状を認めない場合が多い。診察する際は，「唾を飲み込んでください」などと指示し，嚥下を促すとよい。

② 頭頸部

> **症例 3** 85歳，男性。肺炎で入院した。入院翌日に呼吸困難の訴えが増悪したため訪室すると，BP 146/90，PR 110/分，BT 37.5℃，RR 30/分，SpO_2 92%（O_2 3L投与下）であり，胸部の下肺から約1/2の高さまで小水泡音を聴取し，坐位で内頸静脈の怒張が認められた。もともと心筋梗塞の既往があり，検査の結果心不全の合併が認められ，治療が行われた。

- 呼吸状態の急激な変化を伴う場合は，心疾患の合併も考慮に入れる。
- バイタルサインは心不全の状態によって異なるが，今回のように急速に発症して肺水腫を伴う場合は血圧上昇，頻脈，呼吸数の増加，SpO_2の低下などが認められる。
- 胸部の小水泡音は肺水腫，心不全などで認められる。
- 明らかな内頸静脈の怒張が認められることより，心不全を疑う。

参考文献

- Sheth TN, Choudhry NK, Bowes M, et al. The relation of conjunctival pallor to the presence of anemia. J Gen Intern Med. 1997 ; 12 : 102-6.
- Steven McGee 著・柴田寿彦 監訳. マクギーの身体診断学. 東京, エルゼビア・ジャパン, 2004.
- Jane M Orient 著・須藤 博, 藤田芳郎, 徳田安春, 他 監訳. サパイラ 身体診察のアートとサイエンス 原書第4版. 東京, 医学書院, 2013.
- 酒見英太 監, 上田剛士 著. ジェネラリストのための内科診断カンファレンス－エビデンスに基づく究極の診断学をめざして. 東京, 医学書院, 2014.
- 古谷伸之 編. 診察と手技がみえる 第2版. 東京, メディックメディア, 2007.
- 福井次矢, 井部俊子 監. ベイツ診察法. 東京, メディカル・サイエンス・インターナショナル, 2008.
- 松村理司 監, 酒見英太 編. 診察エッセンシャルズ新訂版. 東京, 日経メディカル開発, 2009.
- 藤崎 郁. フィジカルアセスメント完全ガイド. 東京, 学習研究社, 2001.
- 平島 修, 志水太郎, 和足孝之. 身体診察 免許皆伝：目的別フィジカルの取り方 伝授します. 東京, 医学書院, 2017.

✓ 関連する特定行為区分

- ☐ 呼吸器（気道確保に係るもの）関連
- ☐ 呼吸器（人工呼吸療法に係るもの）関連
- ☐ 循環器関連
- ☐ 心嚢ドレーン管理関連
- ☐ 胸腔ドレーン管理関連
- ☐ 栄養及び水分管理に係る薬剤投与関連
- ☐ 感染に係る薬剤投与関連
- ☐ 循環動態に係る薬剤投与関連

③ 呼吸器（胸郭と肺）

≫ポイント
- 肺の聴診は必ず行い，前回と比較しながら聴き続けるといち早く変化に気づける。
- 呼吸音は必ず胸部の前面と背面とで聴診する。
- 呼吸音の分類を意識しながら聴診すると記録しやすい。
- 呼吸器は聴診だけでなく，胸部の打診や触診所見，発熱や下腿浮腫など全身的な症状・徴候も併せて判断すると，より確かな評価につながる。

≫正常所見記載例

> 胸　郭：左右対称，変形なし
> 肺　音：気管呼吸音・気管支呼吸音正常，
> 　　　　肺胞呼吸音清
> 　　　　副雑音（喘鳴・水泡音・捻髪音）聴取せず
> 　　　　胸膜摩擦音なし
> 　　　　打診にて濁音なし
> 　　　　触診では音声振盪正常・左右差なし

≫簡略版

> 胸　郭：左右差変形なし
> 肺　音：呼吸音静・副雑音聴取せず，
> 　　　　打診上濁音なし

≫フィジカルアセスメントの基本手順

1. **視診：呼吸の状態**
    - 呼吸回数はバイタルサインとしてチェックするが，呼吸数，呼吸のリズム，呼吸の深さを再度確認（表2-3）[1]。重度の肺気腫では口すぼめ呼吸をしている（図2-13）。努力様呼吸の有無も見逃さない（⇒病態）。
    - 胸郭の形状（漏斗胸・鳩胸の有無），前後径と横径の比率，胸郭拡張が左右対称かを確認。

2. **打診**
    - 座位で胸背部の打診を行う（図2-14に打診の位置を示す）。
    ○打診のポイント
    - 利き手と反対の手の中指の遠位指節（distal interphalangeal joint：DIP）関節を打診する部位の表面にしっかりと固定する。
    - 中指はピンと伸ばし，DIP関節以外の部位が接触しないようにする（他の指も胸壁に触れないようにする）。

③ 呼吸器（胸郭と肺）

	呼吸の種類	状態	呼吸のパターン	症状出現時の状況と代表的な疾患
呼吸数の異常	頻呼吸	深さは変わらないが，呼吸数が増加する（24回/min以上）		発熱，肺炎，呼吸不全，代償性呼吸性アルカローシス
	徐呼吸	深さは変わらず，呼吸数が減少する（12回/min以下）		頭蓋内圧亢進，麻酔・睡眠薬投与時など
	無呼吸	呼吸が一時的に停止した状態		睡眠時無呼吸症候群
深さの異常	過呼吸	呼吸数は変わらないが，呼吸の深さが増加する（1回換気量の増加）		神経症，過換気症候群
リズムの異常	チェーン・ストークス呼吸	無呼吸の状態が数秒から10秒以上継続した後，徐々に呼吸が開始して過呼吸の状態になり，再び徐々に浅くなって無呼吸となる		呼吸中枢の機能低下，特にCO_2に対する反応性の低下が起こっている時に出現：脳出血，脳腫瘍，脳外傷，尿毒症，重症心不全，アルコール中毒
	ビオー呼吸	周期性はなく不規則な呼吸で，さまざまな深さの呼吸が突然中断したり，出現する		髄膜炎，脳腫瘍，脳外傷，頭蓋内圧亢進，延髄の疾患
	クスマウル呼吸	異常に大きい呼吸が規則的に続く状態		糖尿病性ケトアシドーシス，尿毒症性昏睡

正常な呼吸回数　成　人：14〜20回/min　1回換気量500mL程度　規則的
　　　　　　　　小　児：20〜30回/min
　　　　　　　　新生児：30〜50回/min

表2-3　呼吸の異常

（文献1より引用）

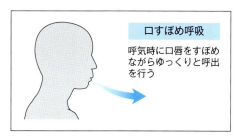

図2-13　視診で確認する呼吸の状態
視診で呼吸の状態や胸郭の変形を確認。

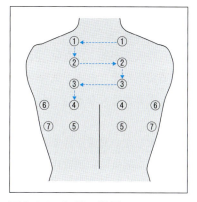

図2-14　打診の位置
座位では背部の打診は行うが前胸部は行わない。

・利き手の中指（打診指）を軽く屈曲させ，力を入れずに，患者の体表に置いたDIP関節を素早く弾ませるように叩く。指の腹ではなく，指先を用いて打診する。
・打診で聴取される音と，体表に置いた中指に伝わる振動を確認する。
・左右で比較する時は，それぞれの部位で2回ずつ叩く。交互に部位を入れ替えることで比較しやすくなる。

第2章 部位別身体診察手技と所見

3．聴診：肺音は膜型で聴診する（非常に痩せていて肋骨の間が浮いてしまう時はベル型）

・座位で胸部の前面と背面を聴診する。座位が取れない場合，前胸部を聴診した後，側臥位で胸背部を聴診する。

1）正常呼吸音の確認

・聴こえるべきところで正常に聴こえるか，呼吸音の大きさ，高さ，吸気と呼気の比に注目する（表2-4）。

		聴取部位	吸気：呼気	音の特徴
気管呼吸音 （吸気と呼気の間がはっきりと途切れる）	∧	頸部の気管部位，鎖骨上窩	1：1	はっきりした高めの粗い音
気管支呼吸音	∧	胸骨の両側，肩甲骨の間	1：2	筒の中に息を吹き込んだような音，音は高め
気管支肺胞呼吸音	∧	胸骨の両側，肩甲骨の間	1：1	中等度の強さと高さ
肺胞呼吸音	∧	上記以外の広い範囲	3：1	柔らかく小さい低めの音，吸気に比べて呼気は弱く短い

表2-4 呼吸音の特徴

2）呼吸音の異常の有無

・聴こえるべき呼吸音が聴こえない：呼吸音の減弱・消失（肺気腫，COPD）。
・本来と異なる場所で聴こえる－気管支音化（肺胞音が聴こえるべき部位で気管支呼吸音を聴取する：大葉性肺炎など）。

3）副雑音

・健常人では聴取しない異常な音である副雑音の有無を確認する（図2-15）。

①断続性副雑音（吸気時に聴取）

・大水泡音 ：低音の粗い断続性の音で吸気初期から始まる。
（コース・クラックルズ coarse crackles）　貯留した分泌物の中を気泡が流れることで弾けた音がする（肺炎）。

・捻髪音・小水泡音：断続性の細かい音で吸気半ばから終末に聴取する高めの音。
（ファイン・クラックルズ fine crackles）　呼気時に閉じていた小気道が吸気によって急激に再開通した音。間質性肺炎（肺線維症）で聴取される乾いた細かな音を捻髪音，心不全の際に聴取するやや湿った音を小水泡音と区別することもあるが，英語ではどちらもfine crackles。

③ 呼吸器（胸郭と肺）

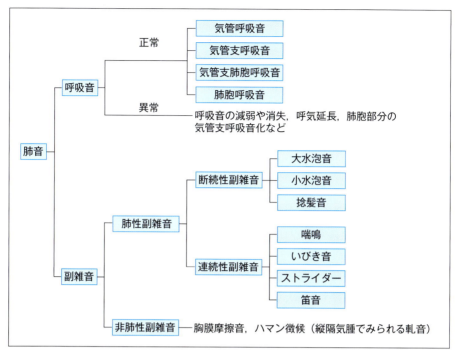

図2-15　呼吸音の分類

②連続性副雑音（呼気時に聴取）
- 喘鳴
（ウィーズ wheezes）：異なる高さの管楽器様の音が混在した多音声の高音性連続性副雑音。気管支の狭窄部位を空気が急速に通過する時に発生［喘息発作，COPD，心不全（＝心臓喘息）］。気管支喘息などで気道狭窄がある場合，通常の深呼吸では副雑音を聴取しなくても，強く速い呼気（強制呼気）で喘鳴が出現することがある。

- いびき音
（ロンカイ rhonchi）：低音性連続性副雑音。
太い気道に痰が貯留するなどして生じる，広範囲に聴取し咳によって音が変化する。

- ストライダー（stridor）：吸気時にのみ聴取する高調性の音で頸部で大きく聴取される。喉頭や機関の部分的閉塞により生じ，救急処置が必要（喉頭クループ，気管内異物）。

- 笛音
（パイピング piping）：気管支内に分泌物が付着，あるいは異物により気道が狭くなっている箇所を，呼気相で空気が通り抜ける時に生じる。単音であることで喘鳴と区別する。

③非肺性副雑音
- 胸膜摩擦音：不規則な粗い断続性の低音。
臓側胸膜と壁側胸膜がこすれ合う時に生じる（胸膜炎）。

・ハマン徴候 ：心拍動に同期して発生する断続性のパリパリ音（縦郭気腫）。
　(Hamman's sign)

4）声音振盪の確認
・気管支音化などの所見により肺炎や胸水の存在を疑ったら，音声共鳴の異常を評価する。"イー（ee）"と発音してもらうと含気の低下した部位では，ヤギの鳴き声のように"エイ（ay）"と聴こえる（ヤギ声音：egophonyエゴフォニー）。
・呼吸音が聴取できなかったり，打診上濁音が認められた時に確認する。

4．触診：胸郭の動きや，胸壁に伝わる声の振動を手で感じる

1）胸郭の拡張：呼吸による動きが左右均等かを判断する。背部から胸郭下部を手のひらで包むようにして，脊柱脇（第10肋間あたり）に両側拇指を置き，内側に少し押してひだを作る（図2-16）。吸気時に開く母指の距離を観察する（大葉性肺炎や片側性の胸水で左右差出現）。

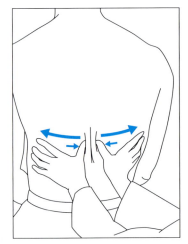

図2-16　胸部の動きを触診で：吸気時に胸郭が左右に広がる

2）触覚振盪音：発した声が気管支から手の尺側で胸背部を左右同じように触れ，低い声で「ひとーつ」といってもらいながら，胸壁に伝わる振動を感じる（図2-17）（COPD・胸水・腫瘍の胸壁浸潤などで減弱または消失）。

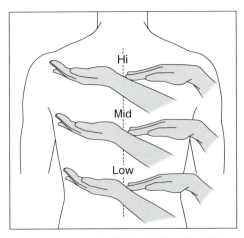

図2-17　音声振盪：胸壁の振動を手で感じる

③ 呼吸器（胸郭と肺）

代表的疾患でみられる症状・徴候・局所所見

1．努力呼吸・陥没呼吸

通常，吸気時には横隔膜が収縮して下がり，外肋間筋が収縮して胸壁が横上方に広がって胸郭内の容積が増す。すると胸腔内の圧が下がり，その結果肺に空気が流入して肺が広がる。気管支喘息やCOPDでは横隔膜や外肋間筋といった呼吸筋が疲弊し，吸気時に呼吸補助筋といわれる筋肉（胸鎖乳突筋・斜角筋）が収縮し手吸気を助ける努力呼吸となる。胸腔内の陰圧が増すと，鎖骨上窩や肋間が陥凹し陥没呼吸となる。これらは，重度の呼吸不全を示唆する所見となる。

2．肺炎のフィジカル所見

肺炎球菌性肺炎やクレブシエラ肺炎などで，肺実質の広い範囲に浸出液が肺胞に充満する肺炎を生じると，いくつもの典型的なフィジカル所見を同時に認める。まず，聴診上は，病変のある部位に吸気時に断続性の粗い副雑音を認める（大水泡音：coarse crackles）。肺胞に浸出液が充満していると肺胞呼吸音は消失する。さらに，気管支呼吸音が肺胞で減弱せずに，むしろ水成分（浸出液）を音が伝搬することで呼吸音が亢進し，胸壁まで伝わる。そのため，通常は肺胞呼吸音が聴こえるところで気管支呼吸音（bronchial breath sound）が聴こえる "気管支音化" が起きる。また，浸出液が充満している同部位は，打診上濁音となる。触診で胸郭の拡張をみると，患側の胸郭拡張が減少したり，遅れる。

知っておくと理解が深まる

★ なぜ，聴診は胸部の全面と背面の両方から行う必要があるか？

図に示す通り，右中葉（RML）は背面とは接しておらず，前部でしか聴診できない。同様に，左上葉（LUL）の異常も前部で聴診する必要がある。一方，右下葉（RLL）や左下葉（LLL）の異常は背面を聴取しないとわからない（図2-18）。

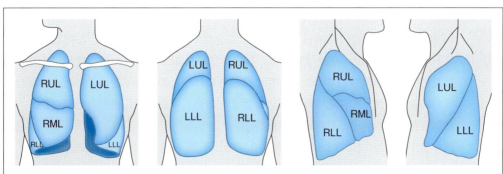

RUL：right upper lobe（右上葉），RML：right middle lobe（右中葉），
RLL：right lower lobe（右下葉），LUL：left upper lobe（左上葉），
LLL：left lower lobe（左下葉）

図2-18

こんな時に役立つフィジカルアセスメント

症例1
90歳，女性。高血圧の内服治療を受けている。軽度の認知症があるもADLはある程度保たれ，自宅で家族と暮らしている。夕方，デイサービスから帰宅して，寒気がする，疲れたといって横になったので家族が体温を測ったところ38.6℃であった。以前から食事の際にときどきむせることがあったという。緊急往診を依頼され，在宅医療クリニックの当直医が訪問診した。

身体所見：小柄な高齢女性が今の布団で臥床
バイタルサイン：BP 128/80，PR 90/分，整，RR 30/分，BT 38.1℃，
　　　　　　　 SpO_2 92%
意識清明で失見当識なし
頭頸部：咽頭発赤・扁桃肥大なし，副鼻腔圧痛なし，頸部リンパ節腫大なし，項部硬直なし
呼吸音：右下肺で水泡音聴取，同部位で軽度ヤギ声音聴取，打診上濁音
心　音：RRR　Ⅰ音＋Ⅱ音聴取，Ⅲ音・Ⅳ音なし，駆出性収縮期雑音を右胸骨右縁第2肋間に認める　Lev Ⅱ/Ⅵ
腹　部：平坦，軟，圧痛なし，肝腫大なし
下　肢：下腿浮腫なし

- 発熱，頻呼吸があり，咳嗽・喀痰などの呼吸器症状は乏しかったものの，右下肺で水泡音聴取し，同部位に打診上濁音ありヤギ声音も認めたことから，肺炎を強く疑った。
- 誤嚥性肺炎のリスクが高いが，市中肺炎（肺炎球菌性肺炎などの細菌性肺炎）も否定できないと考えた。発熱の原因として，特に女性の場合，尿路感染症は除外する必要がある。
- 酸素飽和度は90%以上ではあるが，呼吸回数が30回と増加しており，入院の上，酸素投与，経静脈抗菌薬投与の必要があると判断し，救急搬送を依頼した。

症例2
82歳，男性。60歳代に拡張型心筋症と診断され，心房細動に対して抗凝固療法（ワーファリン内服）を受けている。数日前から食欲が低下し，散歩をしなくなったことに家族は気づいていたが，特に発熱もなかったので様子をみていた。今朝から息切れを訴え，動悸と呼吸困難感を訴えたため，救急外来に搬送されてきた。

身体所見：高齢男性，起座位にて頻呼吸
バイタルサイン：BP 118/80，PR 120/分，不整，RR 28/分，BT 36.9℃，
　　　　　　　 SpO_2 89%
意識清明で質問には的確に応答

③ 呼吸器（胸郭と肺）

> 頭頸部：咽頭発赤・扁桃肥大なし，副鼻腔圧痛なし，頸部リンパ節腫大なし，項部
> 　　　　硬直なし，経静脈怒張あり
> 呼吸音：両側肺底部〜下肺1/3までfine crackles（小水泡音）聴取
> 心　音：irregularly irregular　Ⅰ音＋Ⅱ音聴取，Ⅲ音聴取，心雑音なし
> 腹　部：平坦，軟，圧痛なし，肝腫大なし
> 下　肢：両側下腿浮腫2＋
> 心電図で心拍数（HR）110〜130/minの心房細動を認める。Ⅱ，Ⅲ，aVFで，T波平坦化を認める。

・この症例では，バイタルサインで不規則に不整な頻脈，頻呼吸が明らかであり，低酸素血症を認めた。
・聴診で両側下肺の小水泡音（fine crackles）を認めたことから，低酸素血症の原因は頻脈性心房細動による心機能低下により，肺水腫をきたしたためと推測された。
・両側下腿浮腫を中等度認めたことから，心不全状態はしばらく続いていたと考えた。
・心電図では，下壁の虚血性変化を示している。低酸素血症による心虚血，あるいは心虚血がさらに心不全状態を増強している可能性がある。
・呼吸困難感をきたす疾患として，心不全・肺水腫以外に，肺炎や喘息，肺血栓塞栓症などさまざまな可能性があるが，フィジカルアセスメントで，肺炎の場合は発熱と大水泡音（coarse crackles），喘息は連続性副雑音（wheezes）が聴取されれば，鑑別できる。
・肺血栓塞栓症では稀に胸膜摩擦音が聴かれることもあるが，身体所見としては異常を認めないこともあり，症状に比して他覚所見に乏しいというのも特徴的である。

文献
1）武田裕子．呼吸器系．林正健二 編．ナーシング・グラフィカ「人体の構造と機能①解剖生理学」第4版．大阪．メディカ出版．2016, 156.

✓ 関連する特定行為区分

☐ 呼吸器（人工呼吸療法に係るもの）関連
☐ 呼吸器（長期呼吸療法に係るもの）関連
☐ 胸腔ドレーン管理関連
☐ 栄養及び水分管理に係る薬剤投与関連
☐ 感染に係る薬剤投与関連
☐ 循環動態に係る薬剤投与関連

④ 循環器（心臓・血管系統）

はじめに

　循環器（心臓血管）系統は，他のどの系統よりも生理学的な異常と解剖学的な異常が明確で，特に生理学的な異常が「フィジカルアセスメント」と一層緊密に関連している。

　生理学的異常とは，高血圧，狭心症をはじめ，心不全，不整脈，弁膜の狭窄と逆流など，心臓血管内の圧力や血流の異常，またリズムの異常に基づくもの。では，これらの異常は，どのような手段を用いて把握できるのであろうか。それは，われわれに備わっている五感をいかに的確に活用するかにかかっている。これを筆者は「五感診療」と呼んでいる。

　五感のうちでも，循環器疾患例に用いて有益なのは視覚，触覚それに聴覚である。われわれ医療関係者が常に手にしているのは聴診器で，この器具は長期間にわたって医療者のシンボルとも称され，これを用いれば血圧の測定をはじめ，心音や呼吸音，腸音までも聴取することが可能である。

　ところが，最近遭遇する患者からは，"これまでどこでも聴診器なんか当てて貰ったことがなかった，ここに来て初めて当ててもらった！"とよく耳にするが，筆者はそのような訴えはこれ以上聞かれないよう願っている。

　アナログである「ひと（患者）」に対しては，やはり接する側（看護師しかり）も，まずはアナログで臨むべきである。「ひと」はロボット（デジタル）ではないので，診療開始時にはアナログ抜きのデジタル（機器を用いた検査）では接するべきでない。しかし現状では不幸にして，デジタル機器を用いた検査が過剰に行われるようになっている。その背景として，特に医師が診療を検査に頼り過ぎてしまっている現状がある。検査結果として表れる数字や画像は，正常か異常かの区別は容易にするが，目の前の患者に起きていることの説明にならない場合も多い。

　本稿では，医療機器による検査に頼ることなく，また検査を行う前に五感診療によっていかに無駄な検査を避けることが可能かについて，的確なフィジカルアセスメントを有効に行う手段をともに考えてみたい。

本稿で特別に用いる課題などについて

・Q＆A形式部分は，最初から回答"A"まですぐにたどり着くのではなく，一旦問題"Q"でしばらく考えた後に"A"に進むよう心がけて欲しい。
・標準レベル以外でランクが高いと思われる項目を，「もっと知りたい読者のために」に記載する。
・さらに研鑽を重ねたいと思われる読者に向けて，参考文献を末尾に記載する。
・掲載されている写真はすべて看護師による診療場面で撮影されたものである。

④ 循環器（心臓・血管系統）

ポイント

- 心臓血管系の身体所見をとるに際しては，他臓器系統のそれと異なる側面がある。それは，視診・触診・聴診の作法（五感診療）が一層役立つことである。
- 視診・触診・聴診の作法は，心臓血管系の圧波形（後述「知っておくと理解が深まる」で図とともに解説あり）と密接に関連しているのは基本的な事実である。
- 心臓血管系の身体所見は，心臓血管系の圧波形と表裏一体であるから，これらの関連性を理解しておけば実感しやすい。
- 五感診療は，非常時，往診時，対高齢者，介護施設での診療に必須で，それらに習熟しておけば，高価な医療機器を使用しての検査は不要であるともいえる。
- 今後ますます重要性が増すはずの心血管疾患は，冠動脈疾患（狭心症・心筋梗塞），末梢動脈疾患，高血圧，心不全，不整脈（特に心房細動），それに弁膜疾患としての大動脈弁狭窄と僧帽弁逆流である。

正常所見記載例

まず，バイタルサインとしての，意識，脈拍（リズムとレート：拍動数），呼吸，血圧はすべて正常。次いで，五感診療（とりわけ視覚・触覚・聴覚を用いる）で得られた所見を記載する（写真，後出）。
1. 視診では，頸静脈圧の上昇を思わせる怒張なし。
2. 触診では，橈骨動脈，足背動脈はともに左右同等に触れる。
   頸動脈も触知可能（写真，後出）。下腿，足背に浮腫なし。
   心臓では，仰臥位では，心尖拍動は触知しない。
3. 心音の聴診では，Ⅰ音，Ⅱ音とも正常で，過剰心音（Ⅲ音，Ⅳ音）なく，心雑音も聴取しない。

簡略版 （プログレス・ノート）

1. PR 整，65/分，BP 120/80
2. 頸静脈：怒張なし。
3. 橈骨動脈，頸動脈，足背動脈：左右同等に触れる。下腿，足背：浮腫なし。
4. Ⅰ音，Ⅱ音：ともに正常。過剰心音（Ⅲ音，Ⅳ音）：なし。心雑音：聴取しない。

フィジカルアセスメントの基本手順

1. 視診（主に静脈系の観察に用いる）（図2-19）
   - 半座位で，頸静脈の怒張の有無と程度をチェックする。右心房内圧を反映する中心静脈圧の測定には内頸静脈を用いるが，確認はなかなか容易ではない。
   - 外頸静脈でも静脈圧の上昇をある程度確認できる（図2-19A）。特に，普段は外頸静脈を認めないほうに怒張が出現した時には，診断的意義がある。
   - 手背皮静脈も，心臓の位置から上げ下げしてどの位置で怒張が消失するかで，心不全の指標にすることがある。

第2章 部位別身体診察手技と所見

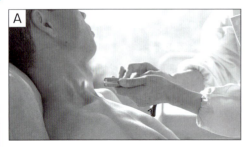

図2-19 頸静脈圧
A：上昇－半座位で怒張（ここでは外頸静脈）・フラッシュライトを使用すると，影が浮き出て確認しやすくなる。
B：正常－仰臥位でのみ怒張。下半身を挙上させるとより明瞭になる。フラッシュライトを使用。

2．触診（主に動脈系ならびに心拍動の触診に用いる）（図2-20）
 ・まず橈骨動脈（図2-20A）および足背動脈（図2-20B）をともに指先で左右同時に触れよう。
 ・頸動脈は左右別々に触診しよう（図2-20C，ここでは右側のみを触診している）。
 ・下腿の脛骨上を，あるいは足背を指で圧排し，浮腫の有無と程度をチェックしよう。
 ・続いて，被験者を半左側臥位にして，心尖拍動を2，3本の指先で触知しよう（図2-20D）。

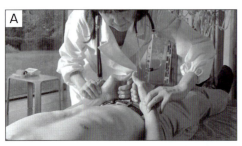
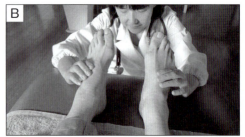
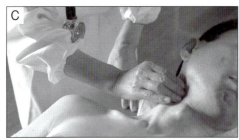
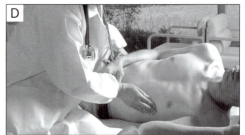

図2-20 動脈系ならびに心拍動の触診
A：橈骨動脈の拍動を両側同時に触診
　　拍動の強さに左右差がある例もみられるので，試みて欲しい。
B：足背動脈の拍動を両側同時に触診
　　最近は下肢動脈硬化疾患が増加しているので，ぜひ試みて欲しい。
C：右側の頸動脈拍動を3本の指先で触診
D：患者を半左側臥位にして，心尖拍動を指先（2，3本）で触診

④ 循環器（心臓・血管系統）

もっと知りたい読者のために

①最近増加している「腹部大動脈瘤」に注目する場合には，腹部大動脈の拍動を触診する（図2-21A）。
②不整脈が発見された際には，橈骨動脈で脈拍を触れながら，別に聴診で心拍のリズムとレート（数）を確認する（図2-21B）。
③心臓部位の触診では，まず仰臥位で，手掌を前胸部に当て，右室拡張・左房拡張による異常拍動の有無を確認する（図2-21C）。

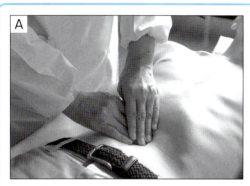
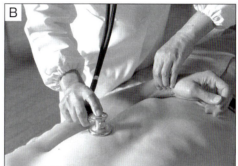
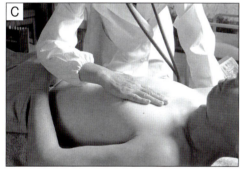

図2-21

3．心臓の聴診（図2-22）

どの部位から始めるかについての手順はないが，筆者は以下のように聴診順序を決めている。

①被験者に半左側臥位を取ってもらう。
②まず，触診で決めた心尖拍動の位置に，先端がベル型の聴診器を当て，Ⅰ音，Ⅱ音を聴く（図2-22A，2-22B）。次いで，Ⅱ音とⅠ音の間に耳をそば立てて過剰心音（Ⅲ音，Ⅳ音）の有無に傾聴する。
③被験者に仰臥位に戻ってもらう。

第2章　部位別身体診察手技と所見

④膜型の聴診器に変え，心尖部から胸骨左側に沿って肋間を上行しながら，Ⅰ音，Ⅱ音の状態（亢進・減弱・分裂）ならびに心雑音の有無と性状をそれぞれチェックする（図2-22C，2-22D）。

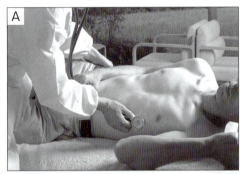
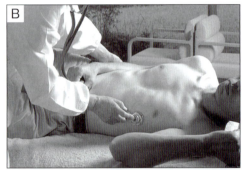
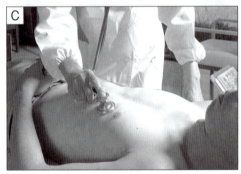
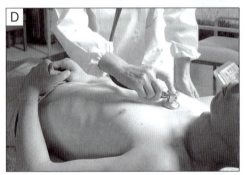

図2-22　心臓部の聴診
A：触診で決めた心尖拍動の位置に，先端がベル型聴診器を当て，Ⅰ音，Ⅱ音以外にⅢ音，Ⅳ音も聴診
B：同じ心尖部で膜型の聴診器に変え，Ⅰ音，Ⅱ音の状態（亢進・減弱・分裂）ならびに心雑音の有無と性状をそれぞれチェック
C：被験者を仰臥位に戻し，膜型の聴診器で，心尖部を聴診
D：胸骨左側に沿って肋間を上行しながら，同様に聴診

④ 循環器（心臓・血管系統）

　ここで，参考までに聴診部位（図2-23）[1]を示す。
（注）
　①聴診器の使い方：耳の穴は「前下内方向き」なので，耳への挿入方向に留意すること。
　②胸に聴診器を当てると同時に深呼吸を始める方々が多い。このことは心音聴取の妨げとなる。

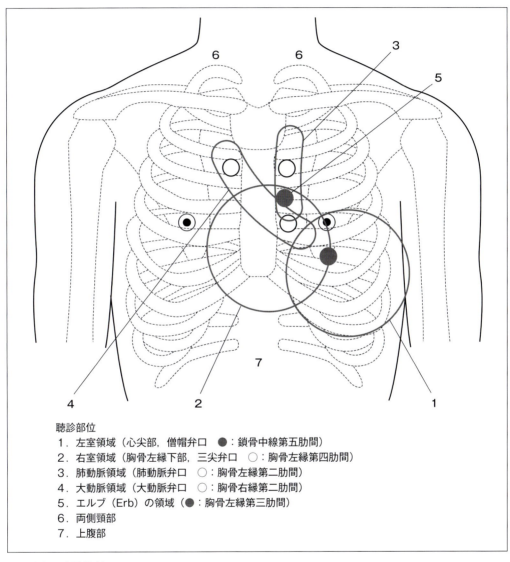

聴診部位
1．左室領域（心尖部，僧帽弁口　●：鎖骨中線第五肋間）
2．右室領域（胸骨左縁下部，三尖弁口　○：胸骨左縁第四肋間）
3．肺動脈領域（肺動脈弁口　○：胸骨左縁第二肋間）
4．大動脈領域（大動脈弁口　○：胸骨右縁第二肋間）
5．エルブ（Erb）の領域（●：胸骨左縁第三肋間）
6．両側頸部
7．上腹部

図2-23　聴診部位

もっと知りたい読者のために

・最近増加している「頸動脈狭窄」に注目する場合には，頸動脈部位に聴診器を当て，雑音の有無をチェックする（図2-24）。

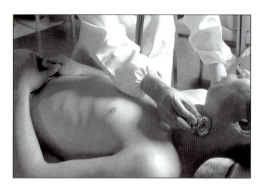

図2-24　頸動脈の聴診
狭窄によって生じる頸動脈雑音をチェックする目的で，頸動脈部位を聴診

代表的疾患でみられる症状・徴候・局所所見

★ 心血管疾患患者はどのような自覚症状を訴えるか
（心血管疾患に関連する症状を聞いたら，どのようなフィジカルアセスメントが有効か）

1．「動悸」を訴える場合
　①安静時に訴える：不整脈の例が多い（脈拍と心拍を同時にチェックすればベスト）。
　②労作時に訴える：「息切れ」と同じ症状のことが多い。安静時には異常が確認されないことも多いので，脈拍と心拍のチェック以外に，心電図それも運動負荷心電図や長時間心電図（ホルター心電図など）が有用。また心臓関連の異常以外に，肺疾患や貧血も要考慮。

2．「息切れ」を訴える場合
　安静時よりも，労作時に訴えることが多いので，前述（1-②労作時に訴える）に準じてアプローチすることが望ましい。

3．「胸痛」を訴える場合
　①安静時に訴える：重症感がない場合は非心疾患例，特に肋間神経痛などが多いので，肋間に沿ってあるいは胸骨付近で圧痛の有無を触診でチェックすると，即座にわかる（後述「こんな時に役立つフィジカルアセスメント」症例2，P.53）。
　②労作時に訴える：多くは冠動脈疾患を考慮して精査が行われるが，心疾患（大動脈弁狭窄症や肥大型閉塞性心筋症例）も見逃さないよう，聴診を行って心雑音の

④ 循環器（心臓・血管系統）

有無も確認すること（後述「こんな時に役立つフィジカルアセスメント」症例3，P.53）。

★ 心血管疾患にはどのような異常所見がみられるか
（異常所見−徴候−を示す患者をみたら，どのようなフィジカルアセスメントが有用か）

1．視診上で異常所見を発見したら

Q．患者に半座位を取ってもらって右側の頸静脈をみると下顎あたりまで怒張していた。考えられる異常は？

A．静脈圧の亢進（上昇）の所見なので，うっ血，特に右心不全の可能性が高い（図2-19A）。続いて，下腿と足背に浮腫があるかどうかを観察しよう。さらには，右心系に異常があるかどうか（特に，左心系の異常が右心系に波及した疾患がないか）チェックしてみよう（図2-21C）。

2．脈拍の触診で異常を発見したら

Q．橈骨動脈の触診によってみられる不整脈の種類は？

A．それは，主として以下の4種類が予測できる。
①頻拍性不整脈の場合：a期外収縮，b心房細動
②徐拍性不整脈の場合：a洞停止，b房室ブロック

Q．橈骨動脈の触診によって不整脈が発見された場合は，どのようにアプローチすれば，その種類が確定できるであろうか？

A．頻脈（100/分 以上）の場合：リズムが不整でなければ洞頻脈あるいは上室頻拍，不整であれば心房細動を考慮する。

徐脈（40/分 以下）の場合：心音も聴取して，心拍数が脈拍数と同数であれば洞徐脈，心拍数が脈拍数より多い場合は心電図で不整脈の種類を確認しよう。

不整脈の場合：予期した心拍より早期の場合は，心室期外収縮（図2-25，上部から心電図，心音図，上腕動脈脈波図；2拍目の心室期外収縮に注目したい。心音図はⅠ音のみでⅡ音が記録されていない。その拍動の脈波も記録されていない。これが心室期外収縮による「脈拍欠損」）。

一方，予期した心拍より後期−抜ける（脈拍欠損）の場合は，洞停止を心電図で確認しよう。

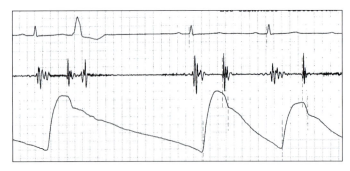

図2-25　心室期外収縮による「脈拍欠損」

もっと知りたい読者のために

①足背動脈を触診して拍動の触知が困難な場合は，足首で下肢血圧の測定が必要。
②前胸壁を手掌で触診（図2-21C）して，心臓の拍動毎に手掌が持ち上げられれば，右室の拡張あるいは左房の拡張が考慮される。

3．心臓部（前胸部）の聴診上で異常を発見したら：

Q．心尖部（半左側臥位）で，Ⅰ音・Ⅱ音以外の心音（過剰心音）を聴いたら？
A．Ⅲ音の場合：慢性左心不全例，心房細動例で聴かれることが多い。
　　Ⅳ音の場合：高血圧性心疾患例，肥大型心筋症例に多い。
　　Ⅲ音＋Ⅳ音（ギャロップリズム－「馬が駆ける」ようなリズム）の場合：急性心不全例，広範囲心筋梗塞例に多い。

Q．収縮期雑音を聴いたら？
A．のこぎりを引くような荒々しい響き：大動脈弁狭窄症例に多い。
　　風が吹くようなさわやかな高い響き：僧帽弁逆流症例に多い。

もっと知りたい読者のために

Q．心膜摩擦音（紙をこするような，あるいは蒸気機関車が走る時のような音）
A．急性心膜炎例に多い

付記）心雑音の強さ（強度）：弱い，中等度，強い，の3段階でよいので表現するように。

④ 循環器（心臓・血管系統）

もっと知りたい読者のために

①：心雑音強度の分類（「表：Levineの分類」－Ⅰ度からⅥ度）（表は文献1を参照）
②：心雑音の種類とそれらの聴取部位（図2-26）[2]

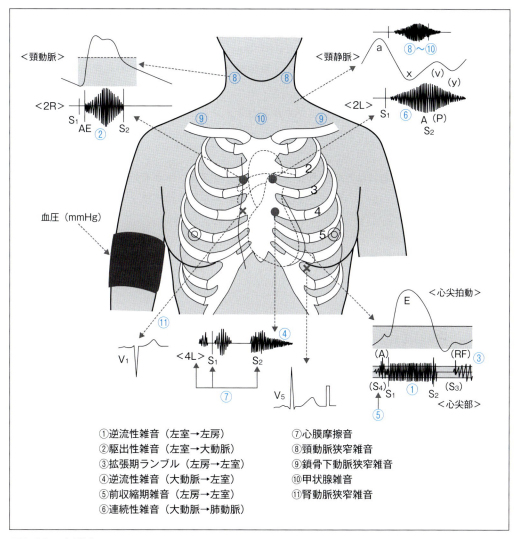

図2-26 心雑音のいろいろ

★ 心血管疾患を有する患者には，どのような異常所見がみられるか
(心血管疾患を有する患者をみたら，どのようなフィジカルアセスメントが有効か)

1. **うっ血性心不全患者にはどのようなフィジカルアセスメントが有用か**
   - 左心不全ではⅢ音ならびに肺の湿性副雑音，右心不全では頸静脈の怒張ならびに浮腫。

2. **弁膜疾患患者にはどのようなフィジカルアセスメントが有用か**
   - 収縮期雑音を有する大動脈弁狭窄例（aortic stenosis：AS）（図2-27左，図2-22D）あるいは僧帽弁逆流例（mitral valve regurgitation：MR）（図2-27右）が多い。慣れれば，聴診でそれらの重症度の評価が可能で，重症例では「心不全」合併の有無をチェックすること。

3. **心筋梗塞患者にはどのようなフィジカルアセスメントが有用か**
   - 重症度により異なる。心電図異常のみか，あるいは心室瘤所見や心不全に伴うギャロップまでさまざま。

4. **高血圧性心疾患患者にはどのようなフィジカルアセスメントが有用か**
   - 左室肥大の所見について，触診と聴診で，それも半左側臥位でチェックしよう。

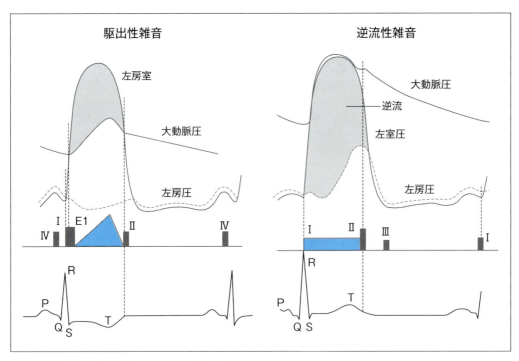

図2-27 駆出性雑音と逆流性雑音の相違
左：駆出性雑音を有する例の心内圧・心音図・心電図（AS例）
右：逆流性雑音を有する例の心内圧・心音図・心電図（MR例）

④ 循環器（心臓・血管系統）

知っておくと理解が深まる

所見から病態の説明

触診で不整脈が見つかった場合，どのようにアプローチするのか

Q. ベッドサイドで心房細動と期外収縮を鑑別するには，どのようにアプローチすれば，心電図で確認する前に，それが可能であろうか？

A. それは，脈診と同時に「心音の聴診」を行うことである（図2-21B）。

つまり，指で橈骨動脈の拍動を触診しながら，心尖部付近に聴診器を当て，脈拍と心拍を同時に触診・聴診すると，両者の鑑別につながることが多い。

具体的には，以下のようである。

1）心房細動では，「絶対性不整脈」と呼ばれるように，脈拍（心拍）が絶対的に不整を示す（図2-28）ので，脈診のみでも診断は可能である。頻脈性心房細動（患者は主として動悸を感じている）では，「脈拍欠損」と称して，脈拍数に比べて心拍数のほうが多いことになる（例：脈拍数は70/分でも，心拍数は110/分であれば，脈拍欠損は40となる）（図2-29）。

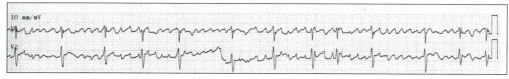

図2-28 心房細動の心電図
P波を欠き，代わって細動波がみられる（絶対性不整脈）。

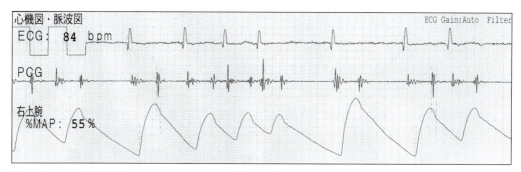

図2-29 心房細動例にみられる大小さまざまな脈波図
上部から心電図，心音図，上腕動脈脈波図。心電図はP波を欠き，代わって細動波がみられる（絶対性不整脈）。心音図はⅠ音・Ⅱ音とも大小不同。脈波図はサイズも高低も不同なため，脈拍欠損（心拍数＞脈拍数）が生じ得る。

2）期外収縮の場合は，心室期外収縮の例では「脈拍欠損」が生じやすい。特に心室二段脈（二連脈）では脈拍数が半減（心拍数70/分に対して脈拍数としては35/分）して"徐脈"と誤認されるので要注意である（図2-30）。

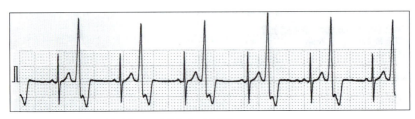

図2-30　心室期外収縮の二段脈（二連脈）
心拍数は70/分であるが，脈拍数はしばしば35/分（半数）となる（脈拍欠損）ため，"徐脈"と誤診される。

もっと知りたい読者のために（所見から病態の説明）

心音の聴診によって過剰心音が聴かれた場合は，どのようにアプローチするのか

Q. 過剰心音としてのⅢ音，Ⅳ音の出現・亢進はどんな状態で生じ，なぜ重要なのであろうか？（3つ述べる）

A-1. それらの心音が聴取可能になった状態は「ギャロップ」と呼ばれ，急性心不全状態と関連して聴かれることが多い。

A-2. 心不全には2種類あり，「拡張期性心不全」例ではⅣ音が聴かれ，「収縮期性心不全」例ではⅢ音が聴かれる。
「拡張期性心不全」は，高血圧性心疾患や肥大型心筋症例（いずれも左心室の壁肥厚に由来する）で生じる（図2-31）。
「収縮期性心不全」は，拡張型心筋症をはじめ各種心疾患由来の慢性うっ血性心不全で，左室心筋の収縮力が低下した例でみられるタイプである。
前者では，拡張末期圧のみが上昇するので，その結果その時期に一致して生じるⅣ音が亢進することになる。一方後者では，左心房圧が上昇する結果，拡張早期に生じるⅢ音が亢進することになる。

A-3. いずれの過剰心音も心尖部（半左側臥位がベスト）で聴かれ，筆者によれば，Ⅳ音はⅣ音-Ⅰ音-Ⅱ音の順で，"お・とっ・つぁん"（お父さん）と，Ⅲ音はⅠ音-Ⅱ音-Ⅲ音の順で，"おっ・か・さん"（お母さん）に似たリズムで聴かれるので，このように真似て覚えるよう指導している（図2-32：心音図）[1]。

④ 循環器（心臓・血管系統）

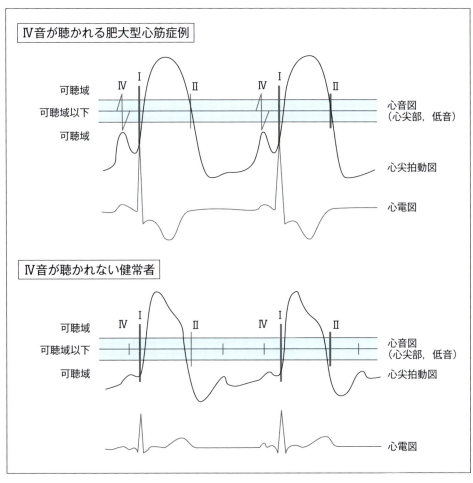

図2-31 Ⅳ音が聴かれる肥大型心筋症例と，聴かれない健常者
上部：Ⅳ音は大きく，心尖拍動図，心電図ともに左室肥大パターンを示し，Ⅳ音が可聴域を超えて大きく記録されている（聴診が可能）。
下部：心尖拍動図，心電図ともに正常波形を示し，Ⅳ音は可聴域以下で振幅が小さい（聴診は不可能）。

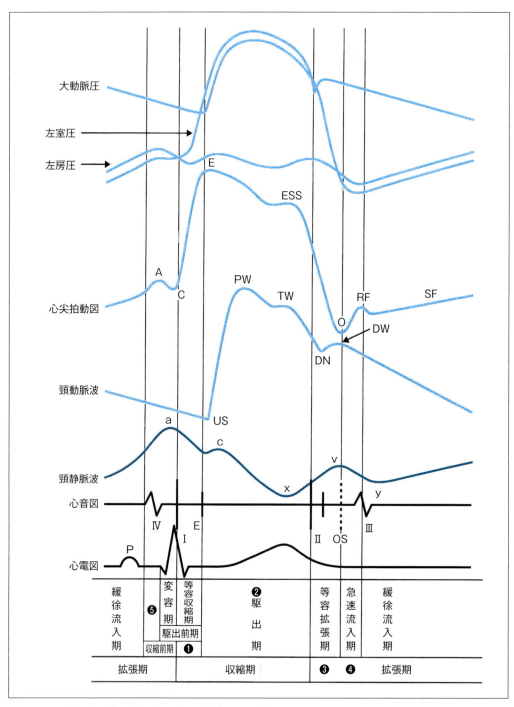

図2-32　左心系の内圧波形とそれに対応する診察所見
上部の3波形は左心系の内圧波形，中部の3波形はそれらに対応する心尖拍動図，頸動脈波，頸静脈波，これら3波形は視診・触診所見の図式化で，すべてがいかに内圧波形と類似するかがわかる。なお，下部は心音図と心電図で，最下段は，心周期の細分化。

④ 循環器（心臓・血管系統）

もっと知りたい読者のために（所見から病態の説明）

心雑音が聴かれた場合は，どのようにアプローチするのか

Q. 同じ収縮期雑音でも，ASとMRの聴診所見は，両者でどのように異なるのか，その鑑別は？

A. ASは，左室から大動脈へ駆出する際に血液が通過する大動脈弁の3弁帆が互いに肥厚して癒着したり石灰化によって弁口が狭くなり，左室内圧と大動脈圧に圧較差が生じるために起こる。その際に発生する心雑音は，時期は収縮期で，聴取部位は心尖部から右肩（大動脈弁口）のエリアである（図2-27左，図2-22D）。

一方MRでは，僧帽弁の2弁が，何らかの理由で収縮期に完全に閉鎖できなくなったため，左室から左房に血液が逆流する病態。その結果，雑音の時期は収縮期で，聴診部位は心尖部から左側の腋窩に向かって伝わる（放散する）ことになる（図2-27右）。

これらの雑音は，心音図として記録すれば，両者で雑音の形状も異なることがわかる（図2-27）。

★ どの五感をどのように用いて診察を行うのか，についての生理学的な説明

1）静脈系は低周波数の振動であるため，その観察には視覚を用いる「視診」が適している。
2）動脈系は中周波数の振動であるため，その観察には触覚を用いる「触診」が適している。
3）心音・心雑音は高周波数の振動であるため，その観察には聴覚を用いる「聴診」が適している。
付記）場合によっては，「第六感」を用いることが必要となる。

★「心臓の4房室：右心房・左心房・右心室・左心室」とそれらから派生している圧波形とフィジカルアセスメントの関連性についての説明

図2-32に，心房心室ならびに大血管の内圧（mmHg）と圧波形を示してあるが，それぞれ五感診療で得られる所見には，それらが，どこに，どのように反映されているのであろうか。

1）右心房：内圧は頸静脈圧と関連し，波形は頸静脈波に一致している。通常は，右側の頸部上で視診できる。
2）右心室：内圧が異常に上昇した際には，前胸壁上で触診できる。
3）左心房：内腔が異常に拡張した際には，同じく前胸壁上で触診できる。
4）左心室：心尖拍動の部位で触診可能であるが，健常人では半左側臥位でのみ触知可能である。
5）大動脈：分枝としての頸動脈のみ，左右の頸部上で触診が可能である。
6）肺動脈：内圧が異常に上昇した際には，胸壁の胸骨左縁第2肋間を中心に触診できる。

もっと知りたい読者のために

★ 心音の主な発生時期と発生機序

1）Ⅰ音：発生時期は僧帽弁の閉鎖時期に一致し，発生機序は左室心筋の収縮に伴う緊張と加速によるとされる。
2）Ⅱ音：発生時期は大動脈弁の閉鎖時期に一致し，左室心筋の振動が急激に停止することによる大動脈壁の緊張によるとされる。
3）Ⅲ音：発生時期とその機序は，左房から左室への血液の急速な流入による左室心筋の速やかな進展と突然の停止によるとされる。
4）Ⅳ音：心房音とも呼び，発生時期とその機序は，左房収縮に一致して生じる左室心筋の進展と緊張によるとされる。

左心室の肥大と拡張：2種の解剖学的な相違について

肥大とは，心室筋が肥厚して硬さを増すこと（例：肥大型心筋症）あるいは内圧が高くなること（高血圧）。拡張とは，心室が受け入れる血液量の増し（弁膜の逆流）あるいは心室筋が菲薄化（拡張型心筋症）が広がること。

弁膜疾患ASとMR：2種の生理学的・解剖学的な相違について

前述「もっと知りたい読者のために（所見から病態の説明）」の解説（P.51）を参照すること。

こんな時に役立つフィジカルアセスメント

> **症例1** 72歳，退職男性。歩行すると右側下肢がだるくなる，というK氏は，脊柱管狭窄症として入院加療されていたが，改善が思わしくなかった。ある日のこと，心房細動が発見されたので，筆者に紹介された。

Q. これまで判明しなかった下肢痛の原因が判明した。さて，その異常とは？

A. 実は，彼の足背動脈の触診がなされていなかった結果，心房細動のため左心房内に生じた血栓による下肢への塞栓症が見逃されていたのである。

・足背動脈の触診を行うことによって，これまで整形外科疾患（脊椎管狭窄症）と誤診されていた循環器疾患［末梢動脈疾患−閉塞性動脈硬化症−が証明された（明確になった）］。

④ 循環器（心臓・血管系統）

> **症例2** 42歳，男性。整形外科から狭心症の疑いで筆者に紹介され，胸痛を訴える。

・安静時にも胸痛を訴えるので，指で肋骨縁と胸骨縁を圧迫すると，患者は顔をしかめたので，逆に整形外科的疾患であることが判明した。

> **症例3** 48歳，男性。労作時に胸痛を訴えたので，担当医から「狭心症疑い」で処方されていたニトログリセリンを服用したところ失神したため，筆者に緊急紹介された。

・心臓の聴診で収縮期雑音が聴かれた！ということで，狭心症ではなく，肥大型閉塞性心筋症であることが判明した。ニトログリセリンを服用したことによって血圧が下降し心臓の内腔がさらに狭くなったため，心拍出量ひいては脳血流量が減少し，失神に至ったのである。

文献

1) 沢山俊民．CDによる聴診トレーニング．東京，南江堂，1996．p55．
2) 沢山俊民．五感診療の達人をめざして　循環器診療における問診・視診・触診・聴診．東京，日本医学出版，2011．

参考文献

循環器一般
・沢山俊民．「イラスト心臓病学」．東京，中外医学社，1996．
（各種心疾患における身体所見を1枚のシートにまとめて図示し，解説を加えてある）
・沢山俊民．患者から学ぶ循環器疾患の落とし穴．東京，日本医学出版，1999．
・沢山俊民．患者とスタッフのための心臓血管病AB．東京，日本医学出版，2003．
（現在，クリニカルナース向けに改変も検討中）

身体所見：視診・触診・聴診
・沢山俊民．CDによる心臓聴診リピートエクササイズ．東京，日本医学出版，2015．
・沢山俊民．CDによる心臓聴診トレーニング．東京，中外医学社，1995．
（研修医・実地医家向け。「心音シミュレーター装置」を駆使してあらゆる心音・心雑音を作成）
・沢山俊民．日経メディカル・ビデオVol.11　循環器疾患の基本聴診法．東京，日経BP社，1996．
（聴診のみならず視診・触診も含めて総論から各論に至るまでを実録）
・沢山俊民．CDによる心音シャワー・聴診の達人．東京，日本医学出版，1996．
（中級編。心音・心雑音についてシャワーを浴びせられるように学べる。順不同で録音）（現在，クリニカルナース向けに改変も検討中）
・沢山俊民．DVD　さわやまの心音道場＜上・下巻＞．東京，ケアネット，2006．
・沢山俊民．DVD　さわやま流 音楽的聴診術＜上・下巻＞．東京，ケアネット，2013．

⑤ 腹部

≫ポイント
- 腹痛を訴える患者のアセスメントでは，まず体の全体像を把握する。
- 腹部では触診の前に聴診を行う。
- 寒い冬の季節では，患者への冷刺激を避けるために，温かい手で診察する。聴診器も掌でこすって温めてから聴診を行うとよい。
- 腹部の触診ではまず「浅め」を行い，次に「深め」とする。
- 肝臓のサイズをみるにはスクラッチテストが便利である。
- 男性検者が女性患者の診察を行う際には，女性の診察介助者を付けるなどの配慮をする。

≫正常所見記載例

平坦。膨満や膨隆，手術痕，皮疹，静脈拡張などなし。
腸蠕動音は正常で，亢進や減弱はない。
触診上，軟らかく，圧痛なし。腫瘤を触知せず。打診上，圧痛なし。肝叩打痛なし。打診上の肝臓のサイズは鎖骨中線上12cm（スクラッチテストで鎖骨中線上肝臓は12cm）
直腸診：腫瘤を触知せず。圧痛なし。便色は茶色。便潜血陰性。

≫簡略版

腹部：平坦，蠕動音は正常，打診上，圧痛なし。軟。
圧痛なし。
直腸診：異常なし。

腹部の所見は9領域に分けて記述するとよい（図2-33）。

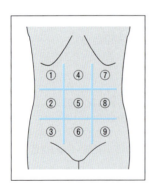

図2-33　腹部の9領域
①右上腹部，②右側腹部，③右側下部，
④心窩部，⑤臍部，⑥正中下腹部，
⑦左上腹部，⑧左側腹部，⑨左下腹部

≫フィジカルアセスメントの基本手順

> **Tips**
> ①腹痛の患者では表情の観察も大切である。苦痛様または苦悶様の表情は重篤な疾患を示唆する。
> ②ショックバイタルや敗血症サイン（頻呼吸，意識変容，低血圧）に注意。

⑤ 腹部

＜視診＞
③原則として，患者を仰臥位にして，右側に立ち視診から始める（図2-34）。

＜聴診＞
④聴診では聴診器の膜型を腹部に軽く当てて聴く。
- 腸管の蠕動音は聴診器を当てる場所には関係なく同様な音が聴かれるため，聴診器の位置を移動させる必要はない（図2-35）。

⑤血管雑音の聴取では，聴診器を当てる場所によって聞こえ方が変わる。
- 太い血管は腹部の深いところにあるので，聴診器を手のひらで包みながら腹部をやさしく押して聴く必要がある。
- 腎動脈の血管雑音（ブルイ）を聴く時には，臍部の3cm上でそれぞれ左右3cmの部位で聴診を押し付けながら聴く。

＜触診＞
⑥ゆっくりと開始する。両側の股関節と膝関節を屈曲させて，腹壁筋の緊張を和らげる。患者さんに口呼吸をさせるとリラックスできる。
- 寒い冬の時期では，聴診器の時と同じように，検者の手を温めてから行うようにする。

⑦まず，表面をみるために「浅め」の触診を行う（図2-36）。
- 前腕と手を水平に伸ばし，指を閉じて腹部の表面に対して水平に置いて軽くやさしく触診する。
- 症状のある病巣と思われる場所から離れた部位より始めて，最後に病巣に至るようにする。

⑧筋性防御（腹膜刺激症状の1つ）の有無の確認：腹部9領域のすべてに対し軽い触診で確認する。「浅め」の触診に続いて，「深め」の触診を，検者の両手を重ねて行う。
- 患者の腹壁筋の緊張が少ない時に触診するのがよいので，患者の呼気に合わせて行う（図2-37）。

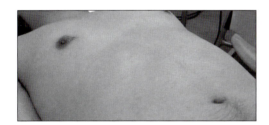

図2-34　腹部の視診

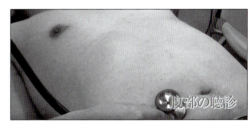

図2-35　腹部の聴診

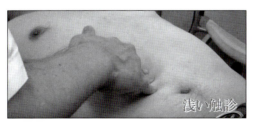

図2-36　浅い触診

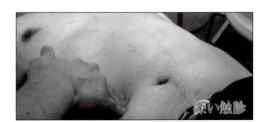

図2-37　深い触診

⑨反跳圧痛の有無の確認：検者の「2～3本の指」でゆっくりとやさしく患部に圧迫を加えていき，少しの間その状態を持続したあと，パッと素早くその指を離して圧迫を除去する。
- 患者の自覚を確認して「除圧時痛」の有無を確かめる。広範囲の反跳圧痛を呈する病態では汎腹膜炎を考える。

⑩肝臓の触診：呼気の最後に両手を揃えて指先を下から肝臓（頭部方向）に向けて深く置く。
- 呼気に合わせて深く置くと，吸気で横隔膜が降りて肝臓辺縁が触れる。

⑪腎臓の触診：双手触診で行う。患者を仰臥位として，左手で背部から腎臓部分も持ち上げて，腹部前方から右手で触診しながら，患者さんに深呼吸してもらう（バロットマン手技という）。腫瘤や圧痛，腫大の有無をみる。

⑫脾臓の触診：検者の右手で行う。この時，検者の左手で左側胸部を支えるとよい。
- 巨脾（巨大脾腫）（図2-38）の時には，臍部にまで腫大していることがあるので，右下腹部からアプローチするとよい。脾臓の方向（左上腹部）に向かって指を揃えて指先で探るように進めながら触診する。脾臓の先端を触れる時は脾臓腫大（脾腫）を示唆する。

＜打診＞

⑬腹部の4領域を軽く打診して，鼓音と濁音の分布を把握する。
- 打診での圧痛は局所の腹膜炎を示唆する。
- 腹痛患者では肝臓の打診圧痛をみるとよい。
- 肝臓の打診音は濁音界である。

⑭肝臓の下縁や上縁を決定するのに，スクラッチテスト（図2-39）を行う。
- 聴診器の膜型を肝臓（または剣状突起）の表面上に当て聴診をしながら，鎖骨中線上で，肝臓から離れた位置から身体の横方向に軽く指でこすりながら，肝臓に向かって指を進めていく。肝臓の辺縁に指が到達したところで，こする音の大きさと高さが変化し，肝臓部になると，大きくて高い音が聞こえるようになる。

＜直腸診＞

⑮適用がある場合，直腸診を行う（表2-5）。
- 下腹部症状を訴える患者や消化管出血を疑う患者では必須の診察である。
- 特に，下部直腸がんの診断は直腸診でまず行われるべきである。

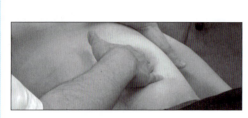 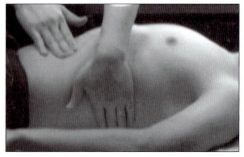

図2-38　脾臓の触診（その1）　　（その2）

⑤ 腹部

> **ポイント**
> - 直腸診では苦痛を最小限にするように工夫する。
> - 女性の骨盤腹膜炎疑いでは直腸診を行う。
> - 男性の前立腺炎疑いでも直腸診を行う。
>
> **手順**
> ①患者を左側臥位とし，患者に腰と膝を曲げてもらう。
> ②検者の右手に手袋をはめ，リドカインゼリーを充分量塗布する。
> ③患者さんをリラックスさせるため，口呼吸をしてもらう。
> ④肛門周囲の皮膚を観察する（瘻孔・腫瘍・分泌・皮疹などに注意）。
> ⑤右手の人差し指をゆっくりと肛門内に挿入する（患者の呼気に合わせて挿入すると不快感が減る）。
> ⑥男性では前立腺のサイズ・硬さにも注意する。
> ⑦女性では子宮頸部の圧痛や腫瘍の有無にも注意する。
> ⑧直腸腫瘍があれば，位置，サイズ，硬さ，圧痛などに注意して所見をとる。
> ⑨抜いた後，人差し指の先端に付着した便の肉眼的な色と性状を確認する。
> ⑩便潜血をチェックする。

表2-5 直腸診の手順と所見の診方

> **Tips**
> - 腹痛患者がじっとして動かない時は腹膜炎のことがある。
> - また，バイタルサインでショックを示唆する所見（心拍数＞収縮期血圧）や敗血症を示唆する所見（意識変容，頻呼吸，血圧低下）があれば緊急性が高いので，アセスメントは素早く行う。
> - 腹痛患者では，鼠径部や外生殖器の観察も必ず行う。腹痛の原因として，鼠径や大腿ヘルニア，あるいは精巣捻転のことがある。
> - 触覚や圧覚の受容体は指先に多く分布しているので，触診で腹部を探る時は指先で行うとよい。
> - 患者が緊張している場合には「随意」的な筋性防御を認めることがあり，患者をリラックスさせることが必要である。その時は，口呼吸で深呼吸をさせ，全身の力を抜いてもらうとよい。患者の腹壁筋の緊張を和らげる特殊な方法として，患者の左手を検者の両手でサンドイッチのように挟んで腹部を触診する方法もある。

■スクラッチテスト

剣状突起に聴診器を当て聴診しながら，患者の右の下腹部から右鎖骨中線に沿って，徐々に頭部方向へ移動しながら，指で軽く「こする」。肝臓の下縁になると，こすった音が急に大きく聴かれる。肥満などで打診法のみでは肝臓の下面が特定しにくい時に有用である（図2-39）。

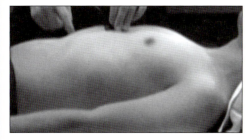 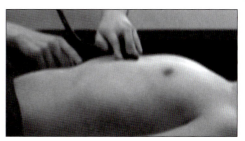

図2-39 スクラッチテスト（その1）　（その2）

代表的疾患でみられる症状・徴候・局所所見

■腹膜炎

ベッドに横になって側臥位で背中を丸めてじっとして動かない場合には腹膜炎のことがある。腹膜炎では体動時に痛みがひどくなるので、七転八倒するのではなく、じっとしている。腹膜炎患者は、歩行する際にも、腹部をかばうように、背中を丸めるような態勢をとる。

「不随意」的な筋性防御がある場合は、腹膜刺激症状を示唆する。腹部9領域のすべてで、硬く不随意的な筋性防御がある場合は、汎腹膜炎（広範囲に腹膜炎が及んだ状態）を示唆する。

反跳圧痛は腹膜炎を示唆する。

■虫垂炎

記述の仕方の例としては、「心窩部と臍部の自発痛と右下腹部の圧痛と反跳圧痛があり」など。これは急性虫垂炎で典型的な所見である。

また、皮疹にも注意する。腹痛の原因が帯状疱疹の場合もある。この時は、水疱などが遅れて出現するので、初期には皮疹がないこともあるので神経痛様疼痛急性期数日以内では帯状疱疹を除外してはならない。

■閉鎖筋徴候

股関節と膝関節をそれぞれ90度に屈曲位とし、股関節を内旋させて、痛みの増強をみる。陽性であれば（虫垂炎などで）閉鎖筋への炎症波及を示唆する。

■腸腰筋徴候

側臥位として股関節を伸展させて、痛みの増強をみる。陽性であれば（虫垂炎などで）腸腰筋への炎症波及を示唆する。また、古典的な腸腰筋徴候では、仰臥位で「常に」股関節屈曲外旋位をとっていること、とするものもある（図2-40）。

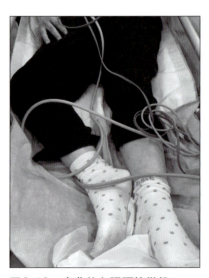

図2-40　古典的な腸腰筋徴候

⑤ 腹部

視診

■腹部膨満

全体的な腹部膨満に注意する。もし腹部膨満があれば，原因（5つのF）を考える（表2-6）。著明な両側腹部の側方への膨隆があれば腹水を示唆する。

恥骨結合付近の正中に膨隆があって，臍が頭部を向いている場合には膀胱充満（尿閉）を示唆する。その場合，膀胱破裂のリスクがあるので，素早くエコーで評価して，導尿を行うとよい。

- 腸内ガス（Flatus）：腸閉塞やイレウス
- 便（Feces）：便秘
- 水（Fluid）：腹水
- 皮下脂肪（Fat）：肥満
- 胎児（Fetus）：妊娠（妊娠可能年齢の女性の場合）

表2-6 腹部膨満の原因（5つのF）

■手術創部

過去の手術歴を反映した手術創部の瘢痕にも注意する（図2-41）。創部の瘢痕が不規則に交差している場合には，術後の合併症などで再手術を行った可能性がある。

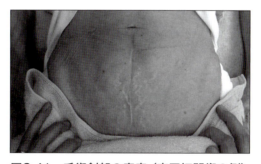

図2-41 手術創部の瘢痕（帝王切開術の例）

■皮下出血

腹痛患者に斑状皮下出血を認めた場合には，腹腔内での出血を示唆することがある。斑状皮下出血の部位に注目して以下に分類する。

臍周囲：カレン徴候（腹腔内出血が臍周囲へ波及）→急性出血性膵炎・異所性妊娠・肝がん破裂・十二指腸潰瘍穿孔など

左側腹部：グレイ・ターナー徴候（後腹膜出血が皮下組織へ波及）→急性出血性膵炎など

■腹壁静脈の怒張

臍から放射状に周辺に伸びている時は，肝硬変などによる門脈圧亢進症を考える。

鼠径や骨盤付近から体幹上部に腹壁静脈の怒張が認められる時には，バッドキアリ症候群（血栓や膜状構造による下大静脈閉塞）などによる下大静脈閉塞を考える。

胸部付近から体幹下部に腹壁静脈の怒張が認められる時には，上縦隔腫瘍（悪性リンパ腫や肺がんが多い）などによる上大静脈閉塞を考える。

■臍部の所見

臍が裏返り突出→臍ヘルニア（腸管や大網が臍輪を超えて脱出しているもの）・腹水・脂肪
血性嚢胞→子宮内膜症
腫瘍：メアリージョセフ結節→腹腔内悪性腫瘍（胃がんや膵がん）の臍への転移

■腹壁

腹痛患者において，腸管の蠕動運動が視診にて皮膚を通して観察される場合には，小腸における機械的腸閉塞を考える。

大腸閉塞では蠕動運動は観察されない。腹痛のないケースでは，痩せた人で認めることあり，それは病的所見ではない。

胸壁の筋肉群が痩せていると，横隔膜の呼吸性の動きが波を打つように観察できることがある。

・患者に説明してお腹に力を入れてもらうと，鼠径ヘルニアや腹壁瘢痕ヘルニアなどが観察できることがある。

聴診

腹部のアセスメントでは，視診のあとは聴診に移る。打診や触診による腸管の蠕動運動への影響を受ける前の状態で，腸管の蠕動音を評価するためである。

■血管雑音

肝臓のちょうど表面付近で聴かれる動脈性の雑音は原発性肝がん由来の血管雑音のことがある。転移性肝がんと異なり，原発性肝がんは血流豊富だからである。

■腸蠕動音（グル音）

腸管の収縮蠕動音を腸蠕動音（グル音）という。腹部の聴診はアートであり，聴診すべき時間の長さなどに規定はない。

腹痛患者で波のある痛みを腹部正中を中心に訴える患者では，痛みを有する時に合わせて聴診をするとよい。その時に腸蠕動音の増強があれば，その痛みは腸管由来の内臓痛である。

⑤ 腹部

このようなケースで腹部膨満を伴う場合には腸閉塞を考える。さらに，金属音（チーン，チーンとメタルを叩いたような音）が聴かれる時には高度な腸閉塞を考える。この金属音は，長い無音状態のあとに短時間聴取されるのが特徴であるので，しばらくの間は聴診しなければならない。腸蠕動音が完全に欠如した時は麻痺性イレウスや汎腹膜炎を考える。

■振水音

患者の体を左右に揺らし，腹部に耳を接近させて聴かれるピチャピチャ音をヒポクラテス振盪音（振水音）と呼ぶ。立位で行うと聴きやすい。食直後では健常人でも聴かれるが，食後4時間経過したあとでも聴かれる場合には，胃の幽門部狭窄（胃潰瘍による浮腫や胃がんによる通過障害）または大量腹水を考える。

■腹膜摩擦音

右上腹部や左上腹部に聴診器を軽く当てて，患者に深い呼吸をしてもらう時に聴かれるザーザーとした音は腹膜摩擦音のことがある。胸膜摩擦音と鑑別するために，左右の側胸部では聴かれないことを確認する。腹膜摩擦音は，限局性腹膜炎や浸出液が貯留した部位で聴かれることがあり，主な原因には肝周囲炎，大きな肝膿瘍，そして脾梗塞などがある。

打診

打診での圧痛は局所の腹膜炎を示唆する。
腹痛患者では肝臓の打診圧痛をみるとよい。
肝臓の打診音は濁音界である。

■打診による圧痛

腹痛患者では触診の前に打診による圧痛を確認するとよい。軽い打診時に圧痛をみる場合は，「打診圧痛」が陽性であるとして，局所の腹膜刺激徴候として捉える。打診圧痛が陽性であれば，腹膜炎の存在を強く示唆する。さらには，腹痛患者に咳をしてもらい，痛みが増強するかどうかをみる方法もある。これは咳圧痛と呼ばれており，やはり陽性であれば腹膜刺激徴候がある可能性が高い。

○打診による肝臓表面に圧痛（肝叩打痛）を認める時には，急性肝炎や肝膿瘍，急性肝腫大（右心不全などによるうっ血肝）などを示唆する。この場合，肝臓と脾臓の叩打痛を比較して，圧痛に左右差があるかどうかを確認すればよい。パンチ圧痛でみる方法もある。これは検者の右手でパンチを作り，その尺側部分でやさしく巧打するもの。

腹水患者では，仰臥位にして，臍から周辺に向かって打診を行い，臍周囲の腹部中心部に鼓音，側腹部に濁音を認めることがある。

肝臓の大きさを評価する方法として，右の鎖骨中線上に沿って，肝臓の位置の上部および下部から打診する。これにより，肝臓の濁音界の幅をみる。体格にもよるが，正常は 8 ～ 12cm である（図2-42）。

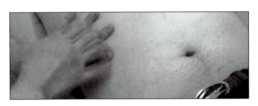

図2-42　肝臓の濁音界の幅をみる打診

触診

■正常でも認める圧痛

圧痛の有無についての評価は患者の心理状態も踏まえて判断する。健常人でも圧痛が認められる部位には，腹部大動脈，総腸骨動脈，盲腸，Ｓ状結腸などがある。腫瘍や慢性の臓器腫大（非炎症性）の場合には，圧痛がないか軽度のみのことが多い。ただし急性の臓器腫大では著名な圧痛を認めることがある（例：急性のうっ血肝など）。

■心理的疼痛

心理的疼痛を訴える転換性障害の患者の場合，腹部のあらゆる部位を触れても痛がることが多い。腹部の触診のあと，さらに胸部や四肢を触診しても痛がることで鑑別がつく。

■腹壁由来の疼痛

ときどき，腹痛が腹壁由来のことがある。例として，腹直筋血種や前皮神経絞扼症候群（腹壁の感覚を支配する皮神経が腹壁で絞扼されることで腹痛を呈する）など。このような場合でも腹壁に圧痛を認めることがある。

> **Tips**
> 腹部の圧痛が「腹壁由来」か「腹腔内臓器由来」のいずれかについて鑑別する際に有用な方法として，カーネット徴候がある。これは，患者の頭部と両下肢を同時に挙上させ，腹筋を緊張させて触診を行う方法。腹腔内臓器由来であれば，この手技により腹部圧痛は軽減または消失する（陰性）。腹壁由来であれば，この手技により腹部圧痛は増強する（陽性）。

■皮膚知覚過敏

腹部表面を軽くこすった時に痛みが生じる場合には皮膚知覚過敏を考える。
脊髄神経根症や帯状疱疹などでよくみられる。腸骨稜・恥骨結節・臍からなる三角領域

⑤ 腹部

（シェレンの三角）での皮膚知覚過敏は，急性虫垂炎でも認めることがある。

■関連痛

腹痛患者では関連痛や放散痛を呈することが多い。内臓感覚神経が通過する同じ脊髄レベルで皮膚の疼痛として感じる。関連痛は病変部位に近い皮膚の痛み，放散痛は病変部位から離れた皮膚の痛みである。いずれも圧痛を認めないことで内臓痛や体性痛と鑑別する。腸管は，発生上では正中から単管として形成されたものなので，関連痛は正中に感じる。急性虫垂炎（内臓感覚は胸髄下位レベル）の関連痛は臍部に感じる。急性胆嚢炎の放散痛が右肩甲骨より下の付近に起こるものをボアス徴候と呼ぶ。また，脾臓破裂で左肩に関連痛をきたすものをカール徴候と呼ぶ。

■マーフィー徴候

急性胆嚢炎疑いでは，マーフィー徴候をみる。肝下面から肝臓に向かって揃えた指先を差し込む。そこで患者に深吸気をしてもらう。痛みによって深吸気が制限されれば陽性。陰性でも急性胆嚢炎を否定はできないが，陽性であれば可能性は高くなる。

■モイニハン徴候

急性胆嚢炎をみる特別手技。左手の指を横方向に揃えて肝臓の表面に当て，第一指（親指）を外転させて肝臓下面に差し込む。マーフィー徴候のように，患者に吸気をしてもらい，痛みで深吸気が制限すれば陽性とする。

・無痛性の胆嚢腫大を触れることをクールボアジェ徴候という。膵頭部付近の腫瘍（膵がんや胆管がんなど）による閉塞性黄疸を示唆する。

■マレット・ガイ徴候

急性膵炎をみる手技。患者を右側臥位とする。心窩部〜左上腹部を触診し圧痛の有無を確認する。右側臥位では，膵臓以外の臓器が右側腹部に移動するので，膵臓の診察が可能となる。陽性であれば，急性膵炎を示唆。

腹水の診断方法

■波動（腹水）

一側の側腹部を打診し，反対の側腹部で波動を感じる。腹水を示唆する。皮下脂肪の揺れを抑えるために，患者さんまたは助手に腹部正中線上に手刀を立ててもらうとよい。

■シフティング・ダルネス

移動する濁音界。重力の影響で腹水が動くことで濁音境界（濁音と鼓音の境界）が移動する現象を利用した手技。打診上，腹水は濁音，腸管は鼓音を呈する。まず，患者を仰臥位として，腹部打診により側腹部濁音境界を決定する。そのあと，患者を45度程度側臥位として，再び同様な打診を行う（図2-43）。

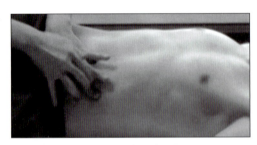

図2-43　シフティング・ダルネス
　　　　（移動する濁音界）

■パドル徴候

微量の腹水を検出する方法。患者さんに3分間程度の四つん這い姿勢をキープしてもらう。まず，腹部最下面に聴診器を当てて聴診しながら，側腹部を打診する。聴診器を徐々に反対側の側腹部へ移動させ，聴診での音の大きさの変化を聴く。腹水があると，水面レベルから急に音が大きくなる。

■グアリノ徴候

患者を3分間立位とする。検者は，恥骨結合に聴診器を当てながら，臍の上部付近から指で軽く打診しその音を聴く。体の正中線に沿って，打診する点を下降させていく。腹水があると，水面レベルで音が急に大きく聴かれる。聴打診ともいう。

■バルサルバ腹痛誘発テスト

腹痛患者で腹痛部位が特定困難な時に，約20秒間「息こらえ」を行うと，患者が腹痛部位を認識できることがある。

⑤ 腹部

こんな時に役立つフィジカルアセスメント

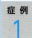

70歳代，男性。腰痛にて1ヵ月前より非ステロイド性消炎鎮痛剤を内服中。今回，朝食後より急性発症の腹痛あり。薬局で胃薬を購入し，自宅で様子をみるも，症状の増悪を認めるため夜間に救急外来に受診となる。排便は前日まで通常便あり。便秘，下痢，嘔吐，吐き気なし。来院時，意識は清明であるが苦痛様表情あり，痛みは10分の10。BP 110/90，HR 120/分，RR 26/分，BT 37.9℃。頭頸部，胸部で，頻脈以外は特に異常なし。腹部は視診上平坦であるが，腸蠕動音の低下あり。腹部全体に筋性防御を認めた。右上腹部に著明な圧痛と打診圧痛を認めた。ただし，マーフィー徴候は陰性。直腸診では，普通便を認め，便潜血は陰性。腹部CT検査で肝表面にフリーエアー（腹腔内の遊離ガス・腸管穿孔を示唆）を認めた。

・非ステロイド性消炎鎮痛剤を内服中の腹痛では消化管潰瘍を考慮。
・痛みが10分の10であればレッドフラッグ（重篤度・緊急度の高い疾患を示唆）。
・腹部全体に筋性防御を認める時は汎腹膜炎を考える。
・腹膜炎では腸蠕動音は低下する。
・打診圧痛を認める時は腹膜炎を考慮。
・腹膜炎疑いでは画像にてフリーエアーを探すこと。

参考文献
・徳田安春．Dr.徳田のフィジカル診断講座．東京，日本医事新報社，2014．
・徳田安春．こんなとき，フィジカル，超実践的！ 身体診察のアプローチ．東京，金原出版，2015．
・徳田安春．こんなとき，フィジカル2，超実践的！ 身体診察のアプローチ．東京，金原出版，2016．

⑥ 四肢（筋骨格系）

》全体的なポイント
- 四肢関節の疼痛の有無。
- 関節の変形の有無（特に膝関節のＯ脚変形‥重症変形性膝関節症）。
- 各関節の温感の左右差（一瞬で偽痛風や化膿性関節炎が疑える。変形性関節症では温感はない）。
- 脊椎打痛の確認（圧迫骨折を疑う）。

▶ 膝関節

》ポイント
- 熱感の左右差：関節炎の有無が一瞬でわかる。偽痛風は高齢者では極めて一般的であるが左右関節に触れて温感があれば一瞬で疑うことができる。
- 変形性関節症では通常温感はない。
- 関節液の有無：関節炎の存在が一瞬でわかる。
- 関節裂隙の圧痛（半月板損傷の感度が高い）。
- 内側，外側への不安定性（内側／外側側副靭帯損傷）。
- 前後不安定性の有無（前／後十字靭帯損傷）。

》正常所見記載例

```
温感（有・無）
関節液（有・無）
関節裂隙圧痛（有・無）
膝関節の側方不安定性（有・無）
膝関節の前後不安定性（有・無）
```

》簡略版 (高齢者で多い偽痛風を見逃すな！)

```
膝関節温感（有・無）
関節液（有・無）
```

》フィジカルアセスメントの基本手順
1. 関節の腫脹がないかみた後，左右の膝をさわり温感を調べる：片方に比べ明らかに温感があれば関節炎（偽痛風，痛風，化膿性関節炎など）を強く疑う。
2. 関節液の有無を確認（図2-44）：手指を膝蓋骨の両側後方（床側）に当て，もう一方の手で膝蓋上嚢の水を押し出してくると波動を手に感じる。この方法なら数mLの貯留でも検出できる。

⑥ 四肢（筋骨格系）

3．関節裂隙の圧痛を確認（図2-45）：屈曲位で膝蓋腱の両側の皮膚のくぼみに指を置いてみる。ここが関節裂隙であり触診の開始位置である。ここから内側と外側の膝関節裂隙をたどる。ここは半月板の付着部であり，半月板損傷時にはここに沿って圧痛があり，その感度は高い。高齢者の変形性膝関節症は大抵内側関節裂隙に圧痛がある。

4．膝関節の内側，外側の不安定性を確認：膝関節に内反，外反ストレスをかけて内側，外側への不安定性を確認する。外側へ動きがあるようなら内側側副靭帯損傷，内側へ動きがあるようなら外側副靭帯損傷を考える。

下腿を前方に引き出したり後方に押して前十字靭帯，後十字靭帯断裂を確認（図2-46）。例えば前十字靭帯断裂があると前方へ下腿を引き出した時，end pointがズルズルという感じではっきりしない。

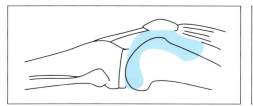
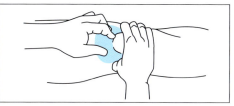

図2-44　関節液の有無の確認
A：関節液が溜まるのは上図の範囲。　　B：左手で関節液を押し出し右手で波動を感じる。

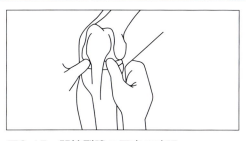
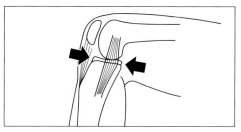

図2-45　関節裂隙の圧痛の確認
A：膝蓋骨の下方の窪みが関節裂隙である。　　B：関節裂隙に沿って圧痛を確認する。半月板障害があると圧痛がある。

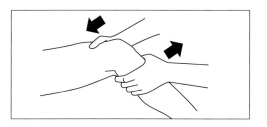

図2-46　靭帯断裂の確認
このように掴んで下腿を前方へ引き出す。前十字靭帯が切れているとカチッとしたend pointがなくズルズルした感じになる。

肩関節

ポイント
- 肩の関節可動域（ROM）の確認。肩を痛がっていても肩を動かして疼痛がなければ頸椎からの放散痛の可能性が高い。
- Impingement症候群と上腕二頭筋長頭腱炎を否定。
- 突然の激痛で始まる場合は偽痛風発作を考える。

正常所見記載例

①肩関節可動域：
肩挙上（患者の一番楽な格好で挙上），上腕下垂位での外旋，90度外転位での外旋，内旋（結帯動作をさせて親指が背中のどこまで届くかみる：大転子，臀部，第7胸椎棘突起など）
②Impingement症候群の診断
・Neer's sign：肩を受動的に挙上して疼痛が再現される（図2-47）。
・Hawkin's sign：肩を90度屈曲し他動的に内旋し疼痛の再現をみる（図2-48）。
③上腕二頭筋長頭腱炎の診断
・Speed's test：前腕回外し（手掌を上に向ける）60度肩を前挙しこれに抵抗をかけて肩前方に痛みが出るか。

簡略版

①肩挙上（患者の一番楽な格好で）：何度まで可能か。
②Impingement症候群の診断：Neer's signとHawking's signが陽性か。
③上腕二頭筋長頭腱炎の診断：Speed's testが陽性か。

フィジカルアセスメントの基本手順

1. 両肩の比較：腫脹がないか。あれば滑液包炎の存在，骨折などを考える。肩関節脱臼では肩章サイン（肩峰が飛び出て角張る）に注意。また上腕の軸が内側にずれる（後述）。
2. 肩を挙上させる：肩の自発痛があっても肩関節の全可動域で痛みがなければ原因は肩でなく頸椎の放散痛である可能性が高い。
3. 肩の疼痛で最も多いのは偽痛風，Impingement症候群，上腕二頭筋長頭腱炎である。誘因なく突然始まった激痛であれば偽痛風の可能性が高くX線で石灰沈着を証明すればよい。
   - Impingement症候群はNeer's signとHawkin's signで診断。
   - 上腕二頭筋長頭筋腱炎はSpeed's testで診断。
4. 確定診断はエコーで可能。

⑥ 四肢（筋骨格系）

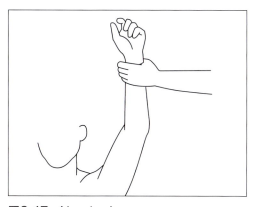

図2-47　Neer's sign
肩を挙上して痛みが出るか。

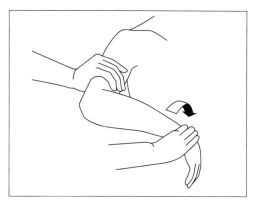

図2-48　Hawkin's sign
図のようにして肩に疼痛が出るか。
志村けんのように，肩前方挙上90度，肘90度でアイーンの格好をしてから前腕を外へ払う。

腰椎

▶ ポイント

- 胸腰椎移行部の骨折では腰部下方に疼痛を感じることが多い。高齢者で頻度が多いので注意。腰部下方の腰痛の場合，脊椎の打痛を確認する。
- 下肢への放散痛，シビレがある場合，椎間板ヘルニアなどによる神経根症状を疑う。

▶ 正常所見記載例

- ・赤旗徴候（red flags，下記詳述）の有無
- ・下肢の触覚，痛覚低下確認（図2-49）
- ・膝蓋腱反射／アキレス腱反射の有無
- ・足趾背屈／底屈力の減弱の有無
- ・SLR：仰臥位下肢伸展位で下肢を挙上し膝以下への放散痛の有無（椎間板ヘルニア）
- ・脊椎の打痛の有無（圧迫骨折を疑う）

▶ 簡略版

- ・下肢しびれの有無の問診（下肢知覚症状）
- ・爪先立ち，踵立ちをさせる（足趾背屈／底屈力）
- ・膝蓋腱反射（L4病変），アキレス腱反射（S1病変）の確認
- ・脊椎打痛の確認（圧迫骨折）

▶ フィジカルアセスメントの基本手順

1. 腰痛の場合は赤旗徴候（red flags）の有無に注目する。
   - ・一般的red flags：1ヵ月以上続く腰痛，夜間の安静時痛
   - ・がんを見つけるred flags：50歳以上，がん既往，説明のつかぬ体重減少，夜間痛
   - ・化膿性脊椎炎のred flags：静注乱用，尿路感染，皮膚感染，脊椎打痛，発熱・悪寒，免疫抑制

- 圧迫骨折のred flags：70歳以上，外傷既往，ステロイド使用
- 症状のred flags：仙骨部知覚低下，肛門括約筋低下，膀胱障害，下肢のひどい神経症状

2．神経根症状を確認：下肢への放散痛，しびれがある場合，神経根症状と考え客観的所見を反射，筋力，知覚の3点から確認する。①膝蓋腱反射（L4神経）とアキレス腱反射（S1神経）の左右差，②筋力の確認：足趾背屈（L4, L5神経），足趾底屈（S1神経），③知覚の確認（図2-44），④SLR（straight leg raising）確認，陽性なら椎間板ヘルニアを疑う。

- 仰臥位にして腹部触診し大動脈瘤など確認。
- 伏臥位にして脊椎打痛を確認（圧迫骨折）。

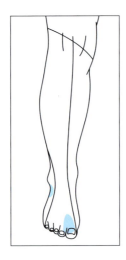

図2-49
脛骨稜の内側がL4，外側がL5，足底がS1
特に母趾と第2趾の間がL5固有領域，外果外側がS1固有領域。

一目でわかる骨折，脱臼

みただけで，一瞬で診断できる整形外科疾患がいくつかあるので，これをマスターしよう。

■コレス骨折：フォーク状変形（dinner fork deformity）

- 橈骨遠位端骨折で遠位骨片が背側に転位したものである（図2-50A）。
- この場合，前腕掌側の皮膚のカーブに注意する（図2-50A）。前腕背側ではこのカーブはよくわからない。指をフォークの刃とするとちょうど，フォークをひっくり返したような形に見えることからフォーク状変形（dinner fork deformity）という（図2-50B）。
- この掌側のカーブをみたらコレス骨折とほぼ断定できる。背側より掌側のカーブのほうがわかりやすい。正常では決してこのカーブは存在しない（図2-50C）。

⑥ 四肢（筋骨格系）

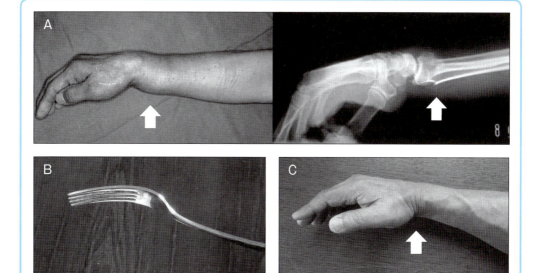

図2-50　コレス骨折
A：フォークをひっくり返したようなフォーク状変形！　矢印のカーブに注意。
B：フォークの刃を指と仮定すると，コレス骨折はフォークをひっくり返した形に似ていてフォーク状変形（dinner fork deformity）という。
C：正常の前腕；掌側に凸のカーブはない！

■肘関節脱臼／上腕骨顆上骨折：肘の後ろに凹みがある！
・肘関節脱臼や上腕骨顆上骨折の場合，図2-51Aのような変形を起こすことが多い。
・図2-51Aは肘関節脱臼である。整復すると図2-51Bのように見慣れた形になる。
・図2-51Aの変形をみたら，肘関節脱臼（図2-52A）か上腕骨顆上骨折（図2-52B）を考えよう。

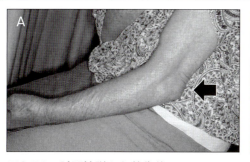 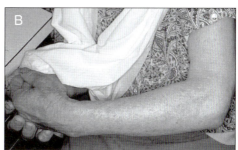

図2-51　肘関節脱臼と整復後
A：この変形をみたら肘関節脱臼か上腕骨顆上骨折を考えよ！
B：肘関節脱臼の整復後。見慣れた形になった！

第2章　部位別身体診察手技と所見

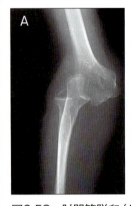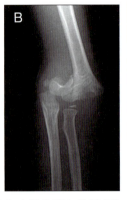

図2-52　肘関節脱臼（A）と上腕骨顆上骨折（B）

■肩関節脱臼：肩章サインと上腕の軸が内側に寄る！

- 図2-53Aは左肩の脱臼である。正常の右肩には丸みがあるが，脱臼側の左肩が角ばっている。これは骨頭が内下方へ脱臼したため，肩峰が飛び出すためである（図2-53B）。
- 自衛官が肩に付ける階級章に似ているので肩章サインという。
- 肩の脱臼では，この肩章サインと上腕の軸が内側に寄ることに注意する。

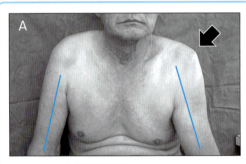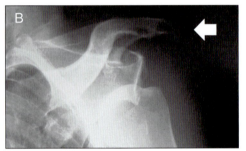

図2-53　左肩関節脱臼

A：右上腕に比べ左上腕の軸（青色の線）が内側に寄っている。
　　左肩が角張っている（矢印：肩章サイン）。
B：肘上腕骨頭が脱臼し肩峰が孤立して肩章サイン（肩が角張る）を起こす。

■大腿骨骨折（大腿骨近位部骨折）：下肢が外旋・短縮している！

- 大腿骨骨折を起こすと患側下肢は外旋，短縮することが多い。
- 図2-54Aは右大腿骨骨幹部骨折である。右下肢が外旋しかつ短縮している。
- 図2-54Bは右大腿骨頸部骨折である。右下肢の外旋は足趾をみると，この写真ではわかりにくいが，膝蓋骨の向きをみると右下肢の外旋がわかる。
- 右膝蓋骨が左に比べ外側を向いている。また踵の位置の違いにも注意する。

⑥ 四肢（筋骨格系）

- 右踵が左より近位にあり，右下肢が短縮しているのがわかる。
- すなわち鼠径部を痛がっている高齢者をみたら，下肢の外旋，短縮に注意する。
図2-55のように覚えておく。「大腿骨骨折は外旋，短縮！」である。

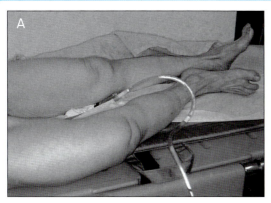
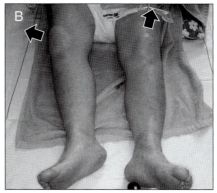

図2-54　右大腿骨骨幹部骨折（A）と右大腿骨頸部骨折（B）
A：右下肢が外旋しかつ短縮（両側の踵の位置に注意）している。
B：右下肢が外旋（矢印の膝蓋骨の向きに注目！）かつ右下肢が短縮している（右踵が左より近位にある！）。

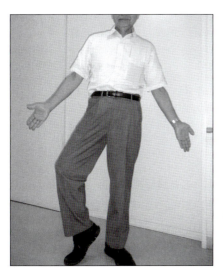

図2-55　大腿骨骨折音頭（この場合右側）
「大腿骨骨折は外旋，短縮！」。
この形を覚えておこう。

■股関節脱臼：股関節が屈曲内転する！
- 図2-56は左股関節脱臼である。左股関節が屈曲し内転しまた左膝の高さが右に比べ低いことに注意。普通後方脱臼が多いため，膝の高さが低くなる。自分で図2-57の格好をしてみて体で覚えておく。

第2章 部位別身体診察手技と所見

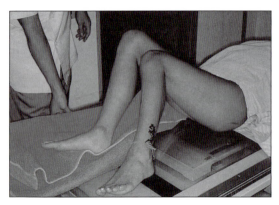

図2-56 左股関節脱臼

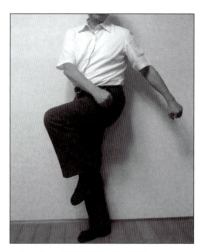

図2-57 股関節脱臼音頭
股関節屈曲・内転！
この形で，体で覚えておこう。

■ 総腓骨神経麻痺：足趾が底屈していたら疑え

・特に大腿骨骨折を起こすと下肢が外旋するため，膝外側の腓骨頭の下にある総腓骨神経が，腓骨と床の間に挟まれて総腓骨神経麻痺を起こしやすくなる。図2-58をみると右足趾が底屈していることに気付く。総腓骨神経麻痺で足趾が背屈できず底屈する筋肉が優位となってこのような姿位になる。足趾が底屈していたら総腓骨神経麻痺を疑う。特に大腿骨骨折を起こすと下肢外旋のため，総腓骨神経麻痺を起こしやすく訪室時は足趾底屈に注意する。

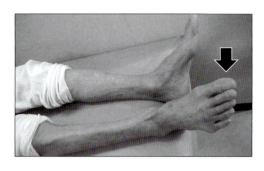

図2-58 右総腓骨神経麻痺
右足趾が底屈していることに注意。

こんな時に役立つフィジカルアセスメント

症例1 82歳，女性。ベッドサイドで立位，右側へ転倒，右鼠径部を痛がり立位不能。訪室してみると，ベッドサイドの床で仰臥位，右下肢外旋，右下肢短縮を認める。主治医に連絡，X線撮影が行われ右大腿骨転子部骨折を認めた。

・右下肢外旋，右下肢短縮をみただけで，一瞬で大腿骨骨折を疑うことができる。

⑦ 乳房・リンパ節

▶▶ポイント（図2-59，図2-60）

- 視触診のみで確定診断できる疾患はないが，鑑別診断を挙げる。
- 視診：左右差，皮膚の色合いやびらん・潰瘍の有無，ひきつれなどをみる。
  皮膚が赤い場合は，炎症性疾患（乳房；乳腺炎，皮膚；感染性粉瘤，皮膚炎），炎症性乳がんを鑑別に挙げる。
- 触診：受診者は座位，臥位で，両手を挙げて，医師は指の腹で押し撫でるように触診する。
  乳房や腋窩に腫瘤があれば，精密検査を勧める。
  腫瘤（しこり；固い部分）が触知される場合は，腫瘍（良性，悪性），嚢胞，乳腺症，正常乳腺などを鑑別に挙げる。
  腫瘤が触知されない場合でも，乳頭分泌物があり，これが血性（赤，褐色，橙色など）の場合は，乳管内に小さな腫瘍がある可能性がある。
- 以上の所見が全くない場合でも，非触知の乳がんが発生し始めていることを否定できないので，乳房検診を勧める。

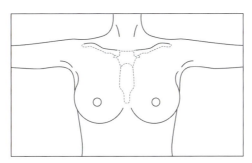

図2-59 所見用紙

▶▶ 正常所見記載例

視診：乳房に左右差がない（左右の乳房に手術歴がなく，元々左右差がないと申告されている場合）
　　　乳輪・乳頭を含め，皮膚に発赤やびらん，潰瘍，ひきつれがない。
　　　乳頭分泌物がない
　　　副乳の存在を確認
触診：乳房や腋窩，副乳部分などに腫瘤を触れず，えくぼサインがない。
　　　ひだり乳房（　　）　みぎ乳房（　　）
　　　ひだり腋窩（　　）　みぎ腋窩（　　）

▶▶ 簡略版

視診：左右差なし（もともと左右差のある場合もあり，必ずしも異常ではないが，チェック項目とする）。皮膚の色調やひきつれなどの変化なし。乳頭分泌なし。
触診：両側乳房に，腫瘤なし，えくぼサインなし。

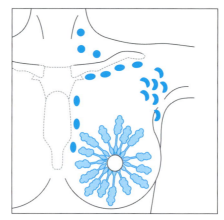

図2-60　正常な乳管・小葉構造と正常な所属リンパ節

▶▶ フィジカルアセスメントの基本手順

　診察は，明るく温かい部屋で，上半身脱衣し，まずは座位で，両手を腰に当て，次に両手を挙上して行い，図2-60のような所見用紙に直ちに記載する。

1．視診：皮膚の色調とテクスチャーを確認する。
　　　　皮膚が赤い場合は，炎症性疾患（乳房：乳腺炎，皮膚：感染性粉瘤，皮膚炎），炎症性乳がんを鑑別に挙げる。後者は，乳頭を中心に発赤が広がり，皮膚が肥厚し，毛穴が陥没してみえる，いわゆるオレンジの皮様（peau d'orange）を呈する。
　　　　乳頭の形状をみる。陥没している場合は，元来そうであるのか，徐々に陥没してきたのかを問診する。

2. 触診：まず受診者には座位で，両手を挙げて，医師は指の腹で押し撫でるように触診する。範囲は，頭側を鎖骨下縁に，内側を正中に，尾側を乳房下溝に，外側を広背筋前縁に置き，まんべんなく全体にわたりチェックする。

次に臥位で，同様の触診を行う。

乳房や腋窩に腫瘤があれば，精密検査を勧める。触診だけでは，良悪性の診断はできないが，皮膚や胸筋への固定の有無，すなわち可動性の有無については，腫瘤を二本以上の指の腹で触知しながらこれを動かして確認する。

腫瘤（しこり：固い部分）が触知できたら，腫瘍（良性，悪性），嚢胞，乳腺症，正常乳腺などを鑑別に挙げる。

腫瘤が触知されない場合でも，乳頭分泌物があり，これが血性（赤，褐色，橙色など）の場合は，乳管内に小さな腫瘍がある可能性があるため，年齢に応じた検診は勧める。

乳頭分泌物の有無は，乳頭を軽くつまんでしぼり，血性分泌物がある場合は，乳頭の中心からみて，どのあたりの乳管孔から出ているかを記録する。

代表的疾患でみられる症状・徴候・局所所見

- 乳房のしこり
- 乳房の皮膚のえくぼ
- 乳房の左右差
- 乳頭分泌物
- 乳房の皮膚の発赤
- 皮膚の発赤と乳房全体のむくみ
- 乳房痛

知っておくと理解が深まる

■乳房のしこり（図2-61）

乳房は，硬めの乳腺組織とその隙間を埋める柔らかい脂肪組織，そして全体として乳房らしい形を保つための吊り橋の"吊り"のような線維組織で成り立っている。腫瘍はその正常な構造を乱し，局部的に均一な細胞の集塊ができるために，体表から触れた時に，平常と異なる硬い部分として同定できることがある。皮膚から遠い部分（乳房の深い部分）にできていたり，まだ腫瘍が小さい時期であったり，もともと脂肪が少ない硬めの乳房の場合は，しこりとして認識できないことも多い。また，正常な乳腺をしこりと認識してしまう場合もある。腫瘍をしこりとしてとらえた場合，可動性についての記載をする。皮膚や乳房の底にあたる裏の筋肉に固着している場合は，「可動性不良」ないしは「可動性がない」と表現する。そうでない場合

はしこりを少し揺すった時に，皮膚や筋肉と固着していないずれを認識できるはずで，これを「可動性がある」と表現する。周囲の正常乳腺組織に腫瘍が浸潤しているかどうかという良悪性の判断に関わる可動性の良し悪しについては，硬い部分の境界が明瞭なのか，自然に周囲組織に移行するような境界の不明瞭さがあるのかということにも関連し，主観によるところも大きいので，ここでわかりやすく説明することは難しいが，乳房の中でころころ動く時には「可動性良好」，そうでない場合は「可動性不良」と表現する。形状に関しては，触診上は円盤状，球形，卵型などと表現する。画像で不正型と表現されるものが悪性腫瘍には多いが，触診ではこれを知ることはできない。硬さに関しては，明らかに硬い場合でも，弾力性があるのが常であり弾性硬と表現する。多くの乳がんがこのような硬度である。柔らかいが，周囲組織とは隔絶されて異質であれば脂肪腫様と表現する。乳がんが周囲脂肪組織を巻き込んで発育すると，このような形で触れる。

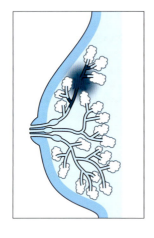

図2-61　乳がんの発育
乳管上皮ががん化し，乳管の内腔を埋めながら這って行き，乳管外に浸潤する。

■乳房の皮膚のえくぼ，陥凹

前述した"吊り"はクーパー靭帯という。悪性腫瘍は，しこりを作り，周囲組織に浸潤していく際に，クーパー靭帯にも沿うことがある。その結果，吊り橋の吊りの短縮が起こり，軽度であれば乳房の触診時にわかり，高度であれば，自然な状態で陥凹がわかる。自然な状態でみられる陥凹はdelleと表現するが，腫瘍が皮膚直下にあってクーパー靭帯に無関係に皮膚に直接浸潤する直前の状況も同様な所見が得られる。軽度であり触診時にのみみられるえくぼサインをdimplingと表現する。

■乳房の左右差

もともと左右差があったのか，左右差がだんだん自覚されてきた場合，授乳の多寡に関連しているか，無関係かなどの問診を行う。また，徐々に出現してきた左右差の場合，現症については，大きさの差異，後述する皮膚のテクスチャーの差異（浮腫の有無，色調の差異など）も観察し，記述する。左右差がある場合，もともとであれば問題がない。最近左右差が目立って

きた場合や以前の左右の差が開く場合には，大きい方より，小さくなった側に悪性腫瘍がある可能性が高い。乳がんの多くは，増大する時に，周囲の脂肪組織を手繰り寄せ，乳房全体を縮めるように巻き込んで，全体を固くさせていく。もしも，どんどん大きくなっていく乳房があれば，良性腫瘍（線維腺症や葉状腫瘍など）を内包している可能性も考える。葉状腫瘍は時に悪性の場合もあるので，治療（手術）の対象となる。

■乳頭分泌物（図2-62）

問診と視触診で確認する。両側性か，片側性か。単孔性か否か。自然に出てくるのか，絞って出てくるのか。単孔性の場合，乳頭の中心らみると部位は内側寄りか頭側よりか。分泌物の性状や色調は？　無色透明や白色なら，治療を要する疾患を表さない。黄色・橙色・赤色・褐色・黒色ならば，まずは単孔性であり，乳管の奥に出血をしている可能性があり，良性であれ悪性であれ，腫瘍がある可能性がある。膿性か漿液性か？　膿性の場合は，やはり単孔性であることが一般的で，乳腺炎のサインである。間違えやすいのは，陥没乳頭から出るクリーム状の垢（角質）である。これは治療を要さない。一方，非浸潤がんでコメドタイプの場合，コメド壊死物質がクリーム状に分泌されることがあり，必ずしも陥没乳頭ではないのが特徴である。血性乳頭分泌物と間違えやすいのは，アトピー性皮膚炎で乳頭の皮膚自体に湿疹やびらんがある場合で，皮膚自体のダメージで浸出液が出る。この場合，多くは両側性であり，またよく観察をすると乳管の開口部ではなく，皮膚自体から出ていることがわかる。また，片側でびらんがある場合，パジェット病という，特殊な乳がんの可能性も鑑別診断に挙げる必要がある。

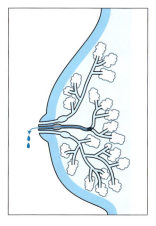

図2-62　出血が起こるしくみ
出血が起こることは稀であるが，原因は良性腫瘍の場合と悪性腫瘍の場合があり，いずれも乳管内の病変が引き起こす。悪性でも乳管内のみの病変であればstage 0である。

■乳房の皮膚の発赤

皮膚の局部的な発赤は，通常その直下に炎症があるサインである。有痛性のしこりに触れることが多い。膿瘍を伴う乳腺炎を疑う。発赤があってしこりがあっても痛みを伴わない場合は，皮膚への浸潤が始まっている乳がんを疑う。稀には，巨大な良性腫瘍で皮膚のうっ血を表す場合もある。乳頭を中心とした発赤が，乳房全体に近い形で広がっている場合，炎症性乳がんという特殊な乳がんを疑わなくてはならない。詳細は次項で説明する。

■皮膚の発赤と乳房全体のむくみ

　乳房全体の皮膚の浮腫（むくみ）を伴う乳頭を中心とした発赤は，炎症性乳がんのサインである。皮膚がオレンジの皮のようにみえるため，peau d'orangeと表現される。乳管内に広範囲に存在した乳がんが，あちこちの乳管を一斉に破壊して浸潤し，皮膚のリンパ管にも入り込んで，リンパ管の流れを停滞させるために皮膚がむくみ，炎症を起こしているようにみえる病態である。多くの乳がんは，他臓器のがんに比べてゆっくり進行するのに対し，このタイプの乳がんの進行は早いため，診断を的確に迅速に行う必要がある。

■乳房痛

　痛みだけなら，特定の疾患を意味しない。痛みに皮膚の発赤を伴う場合は，乳腺炎を疑う。閉経前の女性なら月経前緊張症の1つの症状として，周期的に乳房痛があってもおかしくない。男性も思春期に一過性に有痛性に乳頭下がしこることがある。一般に，痛みはさておき，それ以外の前述の所見がないか確認する必要がある。

　乳房の生理学的な特徴として，男女差があること，女性でも年齢によって，変化していくホルモンの影響を受けることが挙げられる。

■女性だけのものと考えられがちだが，男性にもある

　男性にも痕跡的に備わっているので，ホルモンの影響で，乳汁分泌を認めたり，炎症を起こしたり，腫瘍を発生させたりする。前述したように，一過性に乳腺組織が触知できる女性化乳房になることがある。思春期や成人後も肝機能障害時などが挙げられる。

■卵巣からの女性ホルモン（エストロゲン，プロゲステロン）の働きで，乳汁分泌の準備を周期的に行っている

　初潮から閉経までは，妊娠に備えて，乳汁分泌の準備を行っている。排卵から月経までの期間で分泌物が増加し，乳管を満たす。月経が来ると，妊娠していないことを知り，次の排卵まではむしろ分泌物が吸収される。そういった周期が繰り返され，閉経後には，その周期が消失する。閉経前には，卵巣からのホルモンで囊胞ができやすい。閉経後は，卵巣の機能が衰え，囊胞は新しく作られたり増大することはなくなる。この時期に増大する囊胞がある場合は，囊胞内に腫瘍がないか，本当に囊胞なのかを確認する必要がある。閉経後は，副腎からのアンドロゲンが，アロマターゼという酵素の働きでエストロゲンに変換されるが，乳がん細胞の増殖には関わる一方で，正常乳腺への影響は目立たない。

⑦ 乳房・リンパ節

■妊娠・出産期には，オキシトシン，プロラクチンなど，視床下部や脳下垂体からのホルモンで，授乳の体制が整う

　乳房の主な役割は授乳であるから，この時ばかりは，乳房全体で，その機能を発揮する。乳腺組織が発達するばかりでなく，乳輪にあるモントゴメリー腺が，乳児が乳頭を口に含みやすくなるように，微量の粘ちょうな液体を分泌して潤いを与える。乳児が乳頭に吸い付くことにより，乳管はその周囲に巻き付くように存在する筋上皮という細胞が筋肉のように収縮して，乳管内の乳汁を乳頭に送る。通常，授乳を続けている間は，月経の到来はなく，授乳が終了すると月経が再度到来し，再び妊娠ができる状態になる。授乳中は，乳管が拡張と収縮を繰り返すが，乳頭の乳管孔が開いていることが多いので，逆行性に皮膚の細菌が乳管内に侵入し，乳腺炎になる危険が高まる。泌乳が順調でない場合は特に，侵入した細菌が，繁殖する機会を与えてしまうことになる。また，妊娠期授乳期は，乳房が緊満し増大するために，腫瘍ができていても触診でわかりにくく，また検査の遅れや制限などで，発見が遅くなるという危険がある。妊娠期・授乳期でも画像検査や組織診はできるということを医療者は認識しておくことが肝要である。

　乳がんだった場合，①しこりの大きさと乳房内の広がり具合，②リンパ節への転移状況，③他の臓器への転移の有無によりstage分類される（表2-7）。

病期	腫瘍（浸潤層）の大きさ	リンパ節転移	遠隔転移
0期	なし	なし	なし
Ⅰ期	2cm以下	なし	なし
Ⅱ期			
ⅡA期	2～5cm以下	なし	なし
	2cm以下	同側腋窩リンパ節レベルⅠ，Ⅱ	なし
ⅡB期	5cmを超える	なし	なし
	2～5cm以下	同側腋窩リンパ節レベルⅠ，Ⅱ	なし
Ⅲ期			
ⅢA期	5cmを超える	同側腋窩リンパ節レベルⅠ，Ⅱあり	なし
	問わない	同側腋窩リンパ節レベルⅠ，Ⅱが周囲組織に固定されている， または胸骨傍リンパ節のみに転移あり	なし
ⅢB期	問わない（しこりが胸壁に固定されていたり，皮膚に浮腫や潰瘍を形成しているもの（炎症性乳がんを含む）	転移なし，または同側腋窩リンパ節レベルⅠ，Ⅱあり，または胸骨傍リンパ節のみに転移あり	なし
ⅢC期	問わない	同側腋窩リンパ節レベルⅢあるいは鎖骨上のリンパ節転移あり， また，胸骨傍リンパ節と同側腋窩リンパ節レベルⅠ，Ⅱ両方に転移あり	なし
Ⅳ期	問わない	問わない	あり

表2-7

（日本乳癌学会（編）『乳癌取扱い規約』第17版より改変）

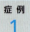 こんな時に役立つフィジカルアセスメント

> **症例1** 30歳代，女性。左乳房に発赤があり，来院。乳頭は陥没しており，乳頭分泌物は認められない。前医では，乳腺炎と判断され，抗生物質が3日間投与されたが，改善されず，来院。

- 視診で，左乳房のみ乳頭を中心として発赤と疼痛があり，皮膚の浮腫は認められない。
- 体温は38℃あり，乳頭直下に腫瘤を触知した。→乳頭下の膿瘍と判断し，乳輪で切開排膿，前医と異なるスペクトラムの抗生物質を処方し，1週間で軽快した。
- 膿瘍は，乳腺炎に含まれ，抗生物質による治療は間違いではないが，膿瘍を形成すると，薬物療法のみでは治癒に導きにくく，膿のドレナージを要する。
- 陥没乳頭と授乳期の乳房は，乳腺炎の危険因子で，発熱していること，乳房の皮膚に浮腫がないことが，炎症性乳がんとの違いである。

> **症例2** 40歳代，女性。もともと乳房には，左右差があった。右＞左であり，右乳房には20歳代から自覚する腫瘤があった。20歳代後半に一度超音波で良性腫瘍（線維腺腫）の診断を受けていた。その後変化がなかったが，40歳代になり，左右差が進行し乳腺外来となった。

- 視診では，乳房の左右差（右＞左）あり，右乳房の内側に突出する腫瘤があることを思わせる膨隆を認めた。
- 皮膚の色調に異常はなく，浮腫もなし。視触診で乳頭分泌やえくぼサインも認めなかった。右内側の腫瘤は可動性良好で卵型，鶏卵大であった。
- 左乳房には腫瘤は触知できなかったが，全体が固く，左右の腋窩は，左のみに拇指頭大の腫瘤を2つ触れた。
- マンモグラフィーとエコーおよび太針生検で，右内側にある4cm大の境界明瞭な腫瘤は線維腺腫，左は外上を中心に，広汎な間質浸潤を伴う浸潤性乳管がんがあることがわかった。
- 左乳がんは腋窩にもリンパ節転移を伴いstage ⅡBと診断された。

⑧ 泌尿・生殖器

≫ 全体のポイント

- 尿の性状，量の変化も身体診察の一部として意識する。
- カテーテルの種類，固定位置，交換日はルーチンで確認する。なぜカテーテルが必要なのか把握する。
- 下腹部は消化管，泌尿器，生殖器を意識して診察する。
- 会陰部は出血，膿，浸出液など，消化管，泌尿器，生殖器のどこから出てきているのか意識して診察する（特にオムツ管理されている高齢者の場合）。
- 1つの身体所見で何かを診断することは難しい[1]。患者背景，リスク因子，臨床経過などに積極的に気を配り情報収集を行い，疑う目を養うことが重要。

≫ 正常所見記載例

```
バイタルサイン：BP ○○/○○，PR ○○/分，
              BT ○○℃
カテーテル：○○Fr，蒸留水○○cc，○○cm固定，
          最終交換日○○
(術後管理にて○/○に挿入，○/○に抜去予定)
(施設にて自立排尿できず挿入とのこと，原因不明) など
尿量：○○/日 （○○mL/hr 急性期であれば）
    ○○時より排尿なし
尿：黄色，透明，血尿なし・あり
CVA 叩打痛なし・あり
下腹部：緊満なし・あり
直腸診：前立腺　くるみ大　弾性柔　圧痛熱感あり・なし
       硬結あり・なし
       肛門括約筋反射正常　肛門部に便塊あり・なし
会陰部：発赤，腫脹，熱感あり・なし
       (ありの場合は，マーキングする)
```

≫ 簡略版

```
尿量：○○mL/日
(○○Fr，蒸留水○○cc，
○○cm固定，次回交換日
予定日○○)
発赤，漏れ，疼痛など特に
なし
```

≫ フィジカルアセスメントの基本手順

1. CVA（costovertebral angle）叩打痛：第12肋骨と背骨で作られる部分（図2-63）を軽く拳で叩打し，疼痛が誘発される場合には感染や尿路閉塞が腎臓レベルまで及んでいることを示唆することもある（例：腎盂腎炎，結石や尿閉による水腎症）[2]。

2．腹部初見：恥骨結合上部に触診上膨満，および打診上認める場合には膀胱緊満を疑う（図2-64）。ただし，膀胱緊満は非特異的所見であり，ベッドサイドエコー検査が可能な場合はそのほうが適切[3]。

3．直腸診：便塊の有無，前立腺の触診，肛門括約筋反射の有無を確認できる（図2-65，図2-66）。

4．会陰部：視診上左右差，局所熱感・発赤・腫脹あれば記録する。男性の場合には必要に応じて，陰茎の包皮を後ろに引いて外尿道口を観察する（ただし戻すのを忘れずに！）。

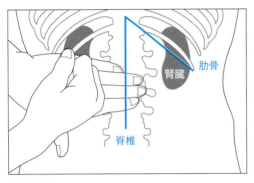

図2-63

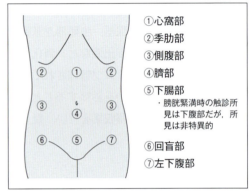

図2-64

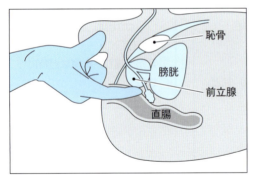

図2-65

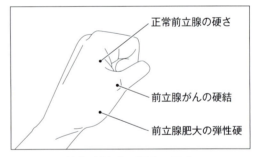

図2-66　前立腺触診の硬さの目安

排尿トラブル

≫ポイント

- 患者の通常の1回排尿量，排尿回数，時間帯を把握する［排尿記録（表2-8）があればなおよい］。
- トラブル前直前の排尿状況だけでなく，飲水量，全身状態（風邪，手術後，飲酒後など），薬剤の変更などを把握する。
- 尿閉にて極度に膀胱緊満している場合には，尿閉解除に伴い，迷走神経優位になり急な血圧低下や心拍低下をきたす場合があるので[4]，それらが起こりやすい既往（心疾患，脊髄疾患など）やセプティックショックの患者などには，バイタルサインの変動に注意し敏速に対応する。

⑧ 泌尿・生殖器

起床時間：7:45　　就寝時間：22:00

時間	1回排尿量（mL）	尿意切迫感	尿漏れ （パッド交換の有無）	飲水量
7:45	120mL	なし	なし	水100cc
12:00	160mL	なし	なし	お茶250cc
13:15	70mL			
13:55	30mL	あり	なし	
14:10	10mL	あり	なし	
15:30	20mL	あり	なし	コーヒー150cc
⋮	⋮	⋮	⋮	⋮
⋮	⋮	⋮	⋮	⋮
⋮	⋮	⋮	⋮	⋮

1日排尿回数：16回　　1日排尿量：1,800mL　　1日飲水量：2,300mL

表2-8　排尿記録：記載例

こんな時に役立つフィジカルアセスメント

> **症例1**　74歳，男性。誤嚥性肺炎にて入院中。入院中，既往のパーキンソン病のコントロールが悪くなり，神経内科が内服薬をセレギリン塩酸塩（選択的MAO-B阻害薬）2.5mgに変更後，下腹部膨満感，排尿困難感を訴えている。

1．身体診察

①尿を直接自分の目でみてみる

- 尿も重要な所見です。排尿コップを渡してトイレに誘導し，患者さんから「尿が出た」と報告を受けるのではなく，どれくらい，どのような尿が出ているのかみせてもらうようにする。
- 1回排尿量が少なければ，何度もトイレに行って「尿が出ていて」も尿閉なのかもしれない。
- 尿が濃縮尿であれば，脱水によりそもそも尿が作られていない乏尿なのかもしれない。
- オムツであれば，オムツの中の状況も気にして観察する。

②下腹部診察

- 臥位にて下腹部を診察（尿閉で苦痛の強い場合には，無理せず医師に診察依頼）。
- 可能であれば会陰部も診察。

2．身体所見

コップには10cc程度の普通黄色尿。下腹部は膨隆，緊満しており，外尿道口からは尿が漏れ出ている。

3．診断

尿閉（溢流性尿閉。尿閉により尿が膀胱に溜まり，限界を超えて漏れ出ている状態）

4．経過および治療

超音波にて膀胱観察すると，膀胱内に多量の尿貯留を認め，尿道カテーテル留置すると2Lほどの黄色尿の排出あった。前立腺肥大もあり，問診すると以前より頻尿症状あったとのこと。前立腺肥大のベースに，入院中のセレギリン塩酸塩の開始，およびADLの低下により尿閉に至ったと思われる。

> **注意すべき鑑別診断**
> - 排尿のトラブル（頻尿，排尿困難など）は外来患者だけでなく，入院患者，在宅患者にも多くみられる。しかし排尿はさまざまな要素によって影響を受けるので，まず実際にどのような排尿状況なのかを排尿記録を使って，客観的に評価するとともに，外的因子（飲水量の変化，内服薬剤の変化，不眠はないか，トイレに行く際の動作に問題ないか，漏らしてしまうことに対する不安があるかなど）も含めて問診していくことが重要になる。
> - 排尿記録のつけ方としては，日中，就寝中を区別して，1回排尿量を漏れや切迫感の有無とともに2〜3日記録する。
> - これによって，実際患者さんが訴えている「トイレが近い」などの状況が，多尿なのか，頻尿なのか，昼夜に関係あるものなのか，客観的に評価できる。また，前述のような外的因子は意外に見逃されがちであるので，患者さんに最も近い看護師の皆さんの腕の見せ所でもある。

カテーテルトラブル

≫ポイント

- カテーテルの種類，固定位置，交換日，なぜカテーテルが必要なのか把握する。

こんな時に役立つフィジカルアセスメント

> **症例 2**　78歳，男性。1年前に肺炎での入院を契機にADLが低下し施設入所，自己排尿困難になり尿道カテーテル管理されている患者。カテーテルから回収される尿の減少とオムツ内の尿漏れが認められるようになり紹介受診。

1．身体診察

①カテーテルの確認
- 定期カテーテル管理されている患者さんにとって，カテーテルは患者さんの体の一部。
- 何が原因でカテーテルが必要になっているのか。
- いつから開始されているものか。

・普段どのくらいの頻度で交換されているのか。
・カテーテルの種類，太さ（Fr），固定蒸留水の量，固定の位置。
・最終交換日はいつか。
・今どれくらい排液されているか。
・以前にカテーテルトラブルはなかったか。
②カテーテル刺入部の確認
・発赤，出血，漏れなどないか確認する。
③カテーテルの開通状況の確認
・カテーテルがカスなどで閉塞している場合もある。カテーテルチップにて陰圧をかけることで簡単に開通することもある。
・医師が行うことが多いかもしれないが，状況に応じては洗浄行為でカテーテルの状況がわかることもある。

2．身体所見

カテーテルの脇からの尿漏れ，下腹部の膨満を認め，カテーテルチップにて陰圧をかけるとカテーテルから微小結石が回収され，その後カテーテルからスムーズに尿の排出を認めた。

3．診断

カテーテル閉塞

4．経過および治療

その後も頻回にカテーテル閉塞を繰り返すため，カテーテル交換期間を短縮し，カテーテルを太くし，飲水励行し尿量の増量を図った。

悩ましいカテーテル事情

高齢化に伴い，ADL低下，排尿機能低下などさまざまな理由で尿道カテーテルを要するケースが増えている。もちろん，カテーテルは人工物であり，感染リスク，結石リスクも高くなるので，リハビリなどでできるだけカテーテルフリーを目指したいところである。しかし，致し方なく尿道カテーテル管理が必要になり，その後前立腺炎や精巣上体炎や交換時の疼痛に悩まされる場合には，膀胱瘻の選択肢もある。膀胱瘻も同じくカテーテルである限りは感染，結石リスクがあることには変わらないが，前立腺や精巣上体炎など下部尿路感染や特に男性患者の場合には疼痛は軽減できる。

女性の会陰部の出血

ポイント

- 会陰部は出血，膿，浸出液など，消化管，泌尿器，生殖器どこから出てきているのか意識して診察する（特にオムツ管理されている高齢者の場合）。
- 婦人科手術の既往，妊娠出産の既往（経腟分娩か否か，合併症の有無も含め）を確認する。

こんな時に役立つフィジカルアセスメント

症例3　73歳，女性。経腟分娩3回　BMI 35kg/m²。最近下着にうっすらとした出血を認めるようになり，パッドを使うようになった。排便時，くしゃみをした時などに会陰部に下垂感を認める。

1．身体診察
①出血部位の確認
　・外尿道口からの尿に混じる出血なのか。
　・腟からの出血なのか。
　・患者本人でもなかなか区別しにくいこともあるので，実際に診察して確認する必要がある。
②会陰部の診察
　・外尿道口，腟を観察する。

2．身体所見
　臥位安静時には会陰部に特に異常は認められないが，腹圧時に腟より小拳大の子宮の脱出を認める。腹部エコーにて残尿も認めず，尿沈渣に異常は認めない。

3．診断
　子宮脱

4．経過と治療
　減量と骨盤底筋体操行うも症状改善なく，後日待機的に骨盤臓器脱手術を専門外来で検討することになった。

注意すべき鑑別診断

- 尿道カルンクル：外尿道口にできる血豆のような腫瘤。良性疾患にて経過観察可能だが，出血違和感が気になる場合には切除も可能。
- 尿路腫瘍：排尿時の違和感など膀胱炎のような自覚症状もなく，外尿道口，腟に異常を認めず，肉眼的血尿を認める場合には，尿路悪性腫瘍の可能性も含め医師に診察依頼が必要。
- 不正性器出血：腟からの出血が認められる場合には，婦人科による内診が必要。

文献
1) David L. S, Drummond R. The Rational Clinical Examination: Evidence-Based Clinical Diagnosis. New York, McGraw-Hill Education, 2008.
2) Wigton RS, Hoellerich VL, Ornato JP, et al. Use of clinical findings in the diagnosis of urinary tract infection in women. Arch Intern Med. 1985；**145**：2222-7.
3) Colli A, Prati D, Fraquelli M, et al. The use of a pocket-sized ultrasound device improves physical examination: results of an in- and outpatient cohort study. PLoS One. 2015；**10**：e0122181.
4) Etafy MH, Saleh FH, Ortiz-Vanderdys C, et al. Rapid versus gradual bladder decompression in acute urinary retention. Urol Ann. 2017；**9**：339-42.

✓ 関連する特定行為区分

☐　ろう孔管理関連

⑨ 神経系

はじめに

　神経診察の面白い所は神経学的所見をきちんととることによって，神経系のどこに病巣があるか特定できることである．これを病巣診断という．しかし，ただ漫然と神経学的所見をとっても有用な所見が得られるとは限らない．神経疾患の診断は病巣診断と原因診断によりなされ，病歴からある程度の病巣部位と原因疾患を想定し，どこを重点的に診察するかを考えながら進める．

　看護師が神経学的所見をとる目的は2つある．1つは神経症状を訴える患者に対して，フィジカルアセスメントの結果神経学的な異常所見を見い出し，神経内科医に相談すべきかを判断する．もう1つは，本人や家族は気づいていないが神経学的異常症状のある患者に気づき，早期に神経内科医への受診を勧めることである．

　本項では全くの初学者でもわかるように平易に神経学的所見のとり方を解説した．さらに神経疾患にも興味がもてるように，代表的な神経疾患の異常所見をクローズアップして示した．参考になれば幸いである．

》ポイント
- バイタルサインと意識状態に問題がないか確認する．
- 一定の順序で系統的に診察する．
- 病歴や症状から訴えがある部分は重点的に診察する．
- 所見は「みたままを具体的に」記載する．
- 所見の判定に迷う場合は，他の所見と併せて評価する．

≫ 正常所見記載例

意識清明で協力的　時間・場所・人についての見当識異常なし，言語に問題なし
脳神経：瞳孔正円同大，対光反射迅速　眼球運動異常なし　眼振なし
　　　　閉眼左右差なし（まつ毛徴候なし）　鼻唇溝左右差なし，舌呈出偏倚なし　舌萎縮なし
運動系：上肢バレー徴候左右差なし
　　　　握力右30kg　左28kg
　　　　しゃがみ立ち可能　つま先立ち可能　踵立ち可能
協調運動：指鼻指試験異常なし　膝踵試験異常なし
感覚系：四肢の触覚・痛覚異常なし　足の振動覚異常なし
反　射：深部反射すべて＋で左右差なし，バビンスキー反射両側陰性
歩行・姿勢：通常歩行異常なし　タンデム歩行異常なし

≫ 簡略版

意識清明　見当識異常なし
言語異常なし
上肢バレー徴候左右差なし
歩行異常なし

≫ フィジカルアセスメントの基本手順

神経学的所見をとる際に使用する道具

　神経学的診察が特殊と思われている理由の1つに道具の違いがある。ここでは筆者が日頃使用している道具を紹介する。①以外は白衣のポケットにも入るので常時持ち歩ける（図2-67）。

①握力計：誰がやっても同じ結果が出るので，客観的に上肢遠位の筋力を評価できる。
②打腱器：代表的な道具で腱反射をみる時に使用する。使いこなすのには一定の熟練が必要で職人芸的な要素もある。筆者はコンパクトで白衣のポケットに入り，ゴムが柔らかく患者への痛みも少ない「工藤式」を使用している。
③音叉：振動覚や冷覚をみる時に使用する。ふらつきを訴える患者には下肢の振動覚検査は必須である。
④ペンライト：瞳孔の大きさや対光反射の確認，口腔内の観察などに使用する。常に明るい状態で使用するように勧める。

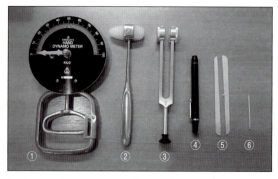

図2-67　神経学的所見をとる際に使用する道具

⑨ 神経系

⑤木の舌圧子：バビンスキー反射などをみる時に使用する。木の舌圧子を縦に半分に割って鋭い部分を使用する。以前の成書には鍵などを使用すると書かれているが，感染予防の観点から筆者はディスポーザブルな木の舌圧子を使用している。

⑥つまようじ：痛覚をみる時に使用する。以前は安全ピンや針などを使用していたが，同様に感染予防の観点からディスポーザブルな爪楊枝を使用している。

・神経学的所見は一定の順序で系統的にみていくが，患者の訴えがある部位は重点的にみるようにする。実際の診察では，診察室に入ってくる際の歩き方や挨拶などの立ち振る舞いからある程度把握し，座位→立位と歩行→臥位の順でみる（表2-9）とスムーズである。最初からベッドに寝かされている場合は，臥位→座位→立位と歩行の順でみる。

1	意識・言語	座位
2	脳神経	座位
3	運動系（上肢）	座位
4	協調運動	座位
5	立位・歩行	立位
3	運動系（下肢）	臥位
6	感覚系	臥位
7	反射系	臥位
8	髄膜刺激徴候	臥位
9	高次機能	座位

表2-9 診察の順序

1．意識・言語（注意および見当識，構音障害）

病歴を聴取する段階で，意識がクリアで，言語の理解力があり十分指示に従えることを確認する。一見して意識クリアな人には，時間，場所，人についての見当識は省略してもかまわないが，高齢者では見当識をきちんと確認することにより，初期の認知症が見つかる場合もあるので積極的に尋ねてみる。意識レベルの変調が疑われる場合は，JCS（表2-10）またはGCS（表2-11）で記載する。高次機能については，記憶，視空間認知，言語（失語）について診察する（後述）。

```
0．意識清明
Ⅰ．覚醒している。
    1．大体清明だが，今ひとつはっきりしない。
    2．見当識障害（時，場所，人）がある。
    3．自分の名前，生年月日がいえない。
Ⅱ．刺激で覚醒する。
   10．普通の呼びかけで容易に開眼する。
   20．大きな声または体をゆさぶることにより開眼する。
   30．痛み刺激を加えつつ，呼びかけを繰り返すとかろうじて開眼する。
Ⅲ．刺激しても覚醒しない。
  100．痛み刺激を払いのける動作をする。
  200．痛み刺激で少し手足を動かしたり，顔をしかめる。
  300．痛み刺激にまったく反応しない。
意識レベルを3つのグレード・3つの段階に分類する。
カルテ記載：100－Ⅰ 20－RⅠなど。
点数が高いほど意識障害は重篤である。
```

表2-10 Japan Coma Scale（JCS）

```
E．開眼
    自発的に開眼        4
    呼びかけにより開眼  3
    痛み刺激により開眼  2
    まったく開眼しない  1
V．言語による反応
    見当識あり          5
    錯乱状態            4
    不適当な言葉        3
    理解できない音声    2
    声が出ない          1
M．運動による反応
    命令に従う          6
    疼痛部へ            5
    逃避する            4
    異常な屈曲運動      3
    伸展（除脳姿勢）    2
    なし                1
3項目を合計し，重症度の評価尺度とする。
深昏睡：3点，正常者：15点。
```

表2-11 Glasgow Coma Scale（GCS）

2．脳神経（Ⅰ～Ⅶ神経）

意識がクリアで脳神経領域の訴えがなければ診察は省略できるかもしれないが，「Ⅰ～Ⅻ神経異常なし」とせずに，「実際に診察した所見のみを具体的に」記載する。

1）Ⅰ神経（嗅覚）：嗅覚低下の訴えがある場合に必要に応じて行う。

例えばコーヒー豆を準備して目をつむってもらい何のにおいがしたか当ててもらう。パーキンソン病やレビー小体型認知症では，発症の数年前から嗅覚低下が生じる場合があり有用な所見となる。

2）Ⅱ神経：対座法による視野検査（図2-68）。患者に自分の手で片目を覆ってもらい片眼ずつ検査する。検者の鼻を注視するように指示し，検者は自分の視野いっぱいのところに置いた指を動かして患者がみえるかどうか確認する。「指が動いたら"はい"といってください」と指示する。視野の右上，左上，右下，左下の4ヵ所を調べる。同名半盲の場合は，片側の指の動きがみえず，指を視野の中央に移動させ真ん中を過ぎた付近で初めて"みえた"という。

3）Ⅲ，Ⅳ，Ⅵ神経（眼瞼下垂，瞳孔，対光反射，眼球運動，眼振）

意外と熟練を要する診察である。

- 眼瞼下垂：自然な状態で遠くをみるように指示して，上眼瞼が瞳孔を半分以上覆うなら眼瞼下垂ありと判定する。
- 瞳孔：部屋を暗くして観察し，瞳孔の形（正円か）や大きさ（瞳孔不同の有無）を観察する。瞳孔計を用いて瞳孔の大きさを測定するのが望ましい。2 mm以下は縮瞳，5 mm以上は散瞳とする。
- 対光反射：ペンライトを使用する際「強い光を当てるので眩しいですが少し我慢してください」と一声かけるようにする。遠くをみてもらいペンライトの光を外側下方から入れる。光を当てた瞬間に縮瞳する直接反射を観察する。
- 眼球運動：患者が頭部を動かさないように左手で患者の顎を固定してから始める（図2-69）。目標となる指標（ペンライトの先端など）を上下左右にゆっくり動かし眼球運動制限がないか確認する。左右は外転位で白目が残らなければ正常，上下は黒目（虹彩）の部分が左右の内外眼角結ぶラインより上または下であれば正常と判定する。

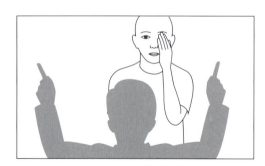

図2-68　対座法による視野検査

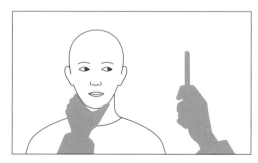

図2-69　眼球運動の診方

・眼振：各眼位（上下左右の4方向と正面）において眼振の有無を観察する。眼振の急速相を眼振の方向とするが，眼振が水平性か回旋性かも注意深くみる。ビデオ撮影すると後で眼振の方向を確認しやすい。

4）Ⅴ神経（顔面の痛覚検査）
・三叉神経の支配領域（図2-70）を把握しながら，Ⅴ1領域，Ⅴ2領域，Ⅴ3領域について別々につまようじで軽く押して痛覚検査で行う。主に左右差があるかみる。

5）Ⅶ神経［額のしわ寄せ，閉眼，鼻唇溝の左右差（図2-71）］
・自然な状態の視診だけで判断しない。
　A：額のしわ寄せ：上方を注視させ額のしわの左右差をみる。
　B：閉眼：「目をぎゅーっと固く閉じてください」と指示し，まつ毛がはみ出しているか左右差をみる。まつ毛がみえれば「まつ毛徴候陽性」（末梢性顔面神経麻痺の所見）と判定する。

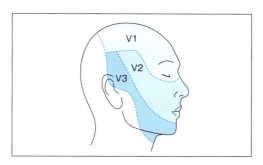

図2-70　三叉神経の支配領域
下顎角は三叉神経に含まれない。

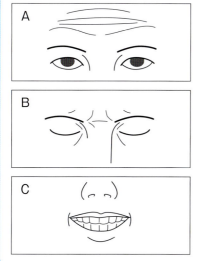

図2-71　顔面神経の診方
A：前頭筋の診方
視線を上方に誘導し，額のしわを確認する。左右差があれば末梢性の顔面神経麻痺。
B：眼輪筋の診方〜まつ毛徴候
両目を閉じて，まつ毛徴候の有無を確認する。麻痺側はまつ毛がはみ出している。
C：鼻唇溝の左右差を確認する。左右差があれば麻痺がある。

C：鼻唇溝の左右差：「歯をみせて，いーっといってください」と指示し，鼻唇溝のしわの左右差をみる。

6）Ⅷ神経（指こすりの聴覚検査）
- 耳から約15cm離れた距離で，母指と示指および中指をこすり合わせて聞こえるか検査する。聞こえなければ聴力低下の可能性がある。

7）Ⅸ，Ⅹ神経（軟口蓋の拳上，咽頭後壁の動き）（図2-72）
- 患者に「あーといってください」と指示し，軟口蓋が左右対称に拳上することを確認する（口蓋垂の偏倚は個体差がありあまり参考にならない）。カーテン症候とは同じく「あーといって」もらった時，咽頭後壁がカーテンを引くように健側に引っ張られる所見を指す。

8）Ⅺ神経（僧帽筋力の左右差）（図2-73）
- 図のように肩をすくめてもらい筋力の左右差をみる。

9）Ⅻ神経（萎縮，繊維側攣縮）
- 「舌をまっすぐ出してください」と指示し，明らかに偏倚した場合は偏倚した側が麻痺側である。
- 口を自然に開けた状態で，舌の両側に注目し生きたアワビのように細かくふるえている場合は繊維束攣縮陽性と判断する。正常でもそうみえる場合があり，判定は結構難しい（この所見があれば筋萎縮性側索硬化症の可能性がある）。
- 舌の側面がでこぼこしている場合は舌の萎縮と判断する。舌の偏倚あり麻痺側に舌萎縮があれば舌咽神経核を含む末梢神経障害を考える。

3．運動系：上肢バレー（Barre）徴候，握力，筋萎縮，筋トーヌス，ミンガッチーニ（Mingazzini）試験

- 上肢バレー徴候：人の名前がついた数ある神経所見の中で最も有用である。手のひらを上にして両腕を前方に水平に拳上させ，目をつぶってそのままの位置に保つよう指示する。徒手筋力テストでもわからないわずかな麻痺であっても，麻痺側上肢は回内して下降する（図2-74）（上肢バレー徴候陽性）。一方回内せず垂直に下降する場合は，ヒステリーや同側の位置覚障害などを考える。

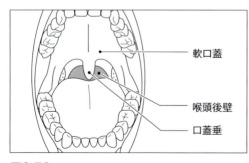

図2-72

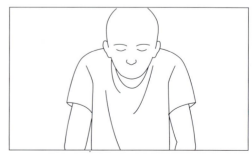

図2-73　僧帽筋の診方

⑨ 神経系

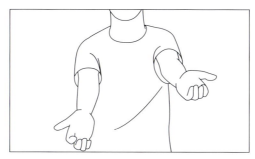

図2-74　バレー徴候の診方

- 握力：握力計を力いっぱい握ってもらう。数値で表すことができ客観的に上肢遠位の筋力を評価できる。
- 筋萎縮：視診や触診で四肢の近位筋と遠位筋の筋量の左右差をみる。筋力低下があり筋萎縮があれば同部位の末梢神経筋疾患と考える。客観的には四肢の周径を測定する（図2-75）。

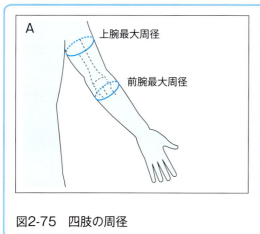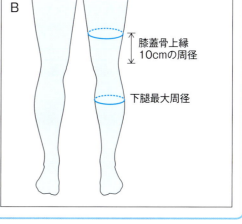

図2-75　四肢の周径

- 筋トーヌス：患者の肘を90度に曲げて力を抜いてもらい，他動的に前腕を回内，回外させる，肘関節や手関節を屈曲，伸展させる。力を加えて動かした時に抵抗があれば筋トーヌスが亢進している。筋トーヌスの亢進には痙直と固縮があり，回内，回外で抵抗の度合いが異なれば痙直，回内，回外，屈曲，伸展で，対抗するどちらも初めから終わりまで一様に抵抗を感じれば固縮である。歯車を回すようなカクンカクンという抵抗があればパーキンソン病を考える。パーキンソン病の筋固縮は手関節に最も早く現れるとされる。
- ミンガッチーニ試験（図2-76）：仰臥位で両下肢の股関節と膝関節をそれぞれ90度曲げた肢位を保ってもらう。わずかな筋力低下でも障害側の足が下がってくる。

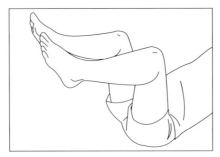

図2-76　ミンガッチーニ試験

4．協調運動（上肢鼻指鼻試験，下肢膝踵試験）

- 上肢鼻指鼻試験：患者の示指で自分の鼻先をさわり，その次に検者の指先をさわり，続いて患者の鼻先を交互にさわるように指示する．検者の指先はちょうど患者が肘を伸ばしてやっと届く距離にして，できるだけ速くかつ正確に行うように指示する（図2-77A）．運動の円滑さ，振戦や測定異常の有無を観察する．
- 下肢膝踵試験：臥位で行う．一方の下肢を挙げて踵で他方の膝を触れる動作を2～3回繰り返した後，向こう脛に沿って踵を足元まで降下させる動作を繰り返す（図2-77B）．運動の円滑さ，足のゆれや踵が向こう脛から落ちずにたどれるか観察する．

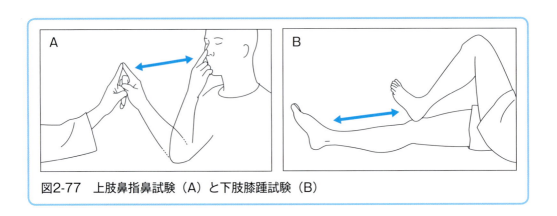

図2-77　上肢鼻指鼻試験（A）と下肢膝踵試験（B）

5．立位・歩行：立位，通常歩行，つぎ足歩行

- 立位：座位から立ち上がって，何もつかまないで立位保持ができるかみる．転倒しないように安全面に注意する．
- 通常歩行：普通に歩いてもらい，姿勢，上肢の腕ふり，足の運び（歩幅），方向転換時の動きに注目する．
- つぎ足歩行：通常歩行が問題なければ，綱渡りをするように一直線につま先と踵をくっつけて歩いてくださいと検者が見本をみせて指示する．転倒しないように安全面に配慮する．少なくとも5歩以上歩いてもらう．75歳を超える高齢者の場合はできなくても直ちに異常とは限らない．

⑨ 神経系

6．感覚系：痛覚，振動覚

- 特に訴えがない場合は，左右の四肢遠位部の痛覚と母趾の振動覚をみる。
- 痛覚：四肢遠位部をつまようじで軽く刺激して判定する。つまようじを軽くつまみ，同じ力が加わるように押して左右同じか確認する（また音叉を利用して冷覚をみる方法もある。冷覚を含む温痛覚は同じ経路を通るので，音叉を当てて左右同じように冷たく感じるかで温痛覚検査が可能である。何度も当てると体温で温かくなるので素早く終わらせる）。
- 振動覚：まず音叉を比較的強く叩いて振動させ，胸骨に置いて振動を感じるか確認する。今度は同様に叩いて左右それぞれの母趾に置き，「振動が止まったら教えてください」と指示する。振動が止まるまで10秒以上あれば正常，最初から全くわからなければ明らかな異常，4～5秒までは中等度異常とする。
- しびれ感や感覚鈍麻の訴えがあれば，その部位を中心につまようじで痛覚鈍麻の範囲を確認し，皮膚の神経分布図（図2-78）に描いてみる。健側（正常と思われる部位）を10と

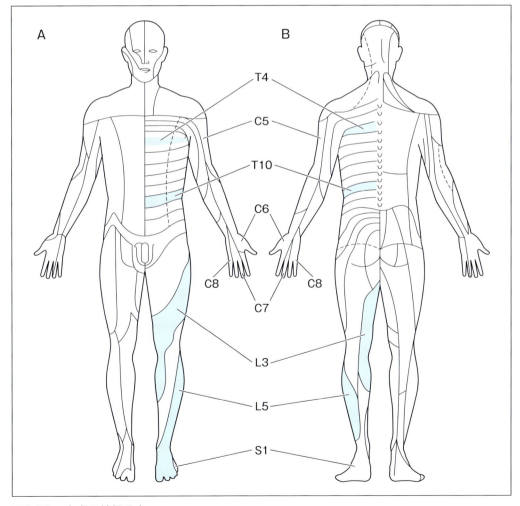

図2-78　皮膚の神経分布
A：左側は末梢神経レベル，右側は脊髄レベル
B：左側は脊髄レベル，右側は末梢神経レベル

して全く感じないのを0とするとどの程度か尋ねて記載するとよい。感覚は主観的なもので，7～9/10なら有意にとらず5/10以下なら痛覚鈍麻があると考える。皮膚の神経分布は脊髄レベルと末梢神経レベルの分布があり，大まかに頭に入れておくと便利である。

7．反射：腱反射（図2-79），ホフマン（Hoffmann）反射，トレムナー（Tromner）反射，バビンスキー（Babinski）反射（図2-80）

・腱反射をうまく出すためには少しの熟練が必要であり，友人同士でお互いにやってみて叩く強さと反射が出るタイミング（筋の収縮や関節の動き）をつかんでおくことが上達のコツである。①まず患者にできるだけリラックスしてもらう，そのために臥位で診察するとよい。②次に関節を適度に曲げて反射が出やすい角度を保つ（図2-79），③ハンマーを使用する際は適度に力を抜いてスナップを効かせるように叩くことである。

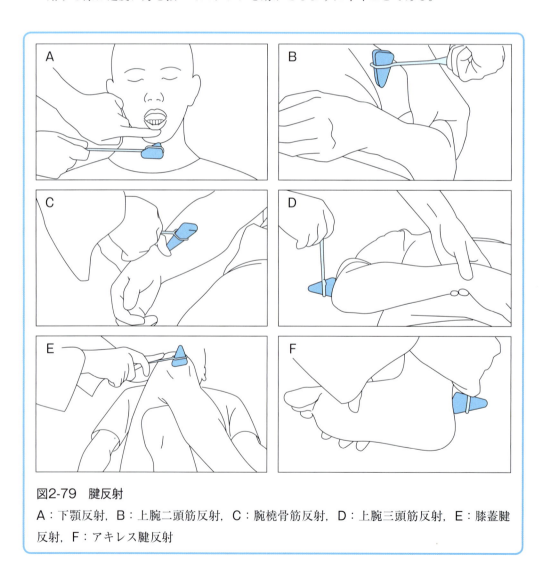

図2-79　腱反射
A：下顎反射，B：上腕二頭筋反射，C：腕橈骨筋反射，D：上腕三頭筋反射，E：膝蓋腱反射，F：アキレス腱反射

⑨ 神経系

それぞれの反射の中枢は（　）内の通りである．反射が減弱～消失していればその中枢レベルの障害，亢進していればそのレベルより上位ニューロンの障害である．

下顎反射（橋）：患者に口を軽く開けてもらい，検者の示指を顎中央に置きその上から打鍵器で叩く．下顎が動けば反射亢進であり正常な場合は下顎反射は観察されない．

上腕二頭筋反射（C5）：検者の母指を上腕二頭筋の腱に置きその上からハンマーで叩く．正常の場合は上腕二頭筋が収縮し肘関節が屈曲する．

橈骨筋反射（C6）：前腕をお腹に乗せて力を抜いてもらい橈骨筋の腱の部分を叩く（検者の示指を添えて上から叩いてもよい）．正常の場合橈骨筋が収縮し肘関節が屈曲する．

上腕三頭筋（C7）：患者の手を軽く持ち上げ肘関節を90度に屈曲させベッドに付かないようにして力を抜いてもらう．直接上腕三頭筋の腱を叩く．正常では上腕三頭筋が収縮し肘関節がわずかに伸展する．

膝蓋腱反射（L3）：膝関節を120度位に曲げた状態で両膝窩を左上で下から軽く支える．膝蓋腱の位置を指で確認し直接叩く．正常では大腿四頭筋が収縮し膝関節がわずかに伸展する．

アキレス腱反射（S1）：図2-79Fのように下肢を軽く外転させ膝関節を軽く曲げる肢位をとってもらい，検者は足底部を軽く持ち上げアキレス腱が適度に伸ばされた状態で腱を直接叩く．正常ではアキレス腱が収縮し足関節が底屈する．

反射は主に左右差に注目して判定する．反射の記載法は正式な決まりはないが，正常（＋）減弱（±）消失（－）亢進（＋＋）を判定して記載する．反射が消失していると思われる場合でも力が入ってリラックスできていない場合もあり，増強法を試したり，別の体位で行い，それでも出ない場合に消失と判定する．全体的な反射の亢進は何らかの代謝性障害（例えば高カルシウム血症など）の場合もあり，全体的な減弱は正常でもありうる．

ホフマン反射：検者の左手で患者の手をもち手関節をやや背屈させる．検者の中指と母指で患者の中指DIP（distal interphalangeal joint）関節付近をはさみ，検者の親指で患者の中指爪を弾くように刺激する．患者の母指が軽く内転すると陽性であり，正常では出ない反射なので陽性であれば錐体路障害と考える（患者の中指を手掌側から弾く手技をトレムナー反射といい同様の意義がある）．

バビンスキー反射（図2-80）：ディスポーザブルの木の舌圧子を縦に半分に割って鋭い部分を使用している．バビンスキー反射は患者にとって痛みを伴う苦痛な検査なので，「足

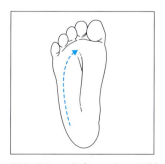

図2-80　バビンスキー反射

の裏をこれでこすりますので少し痛いですが我慢してください」と木片をみせながら声掛けしてから始める。コツは足底部の外縁を踵から中趾基部に向かってゆっくりこする。正常は母趾が足底のほうに屈曲する。反対に母趾が背屈する場合はバビンスキー反射陽性であり錐体路障害と考える。

8. 髄膜刺激徴候：項部硬直
 - 仰臥位で診察する。首の力を抜いて自分で動かさないように指示する。両手で患者の頭をもち，ゆっくり左右に回旋させて抵抗がないことを確認した後，ゆっくり前屈させて下顎が抵抗なく前胸部に付けば異常なし，前屈させた時にのみ抵抗があれば項部硬直を疑う。項部硬直はくも膜下出血や細菌性髄膜炎の際の陽性になる。

9. 高次機能：記憶，視空間認知，言語（失語）
 - 高齢者やなんとなく反応が鈍い患者は，記憶，視空間認知，言語について調べる。
 - 記憶：計算（例えば100から7つ連続5回引く＝即時記憶）や「桜，猫，電車」など無関係な単語を復唱し覚えてもらい5分後に思い出してもらう（遅延再生＝近時記憶）など観察する。すべて正答しなければ記憶の障害と考える。
 - 視空間認知（図2-81）：聴診器の両端をもって患者に真ん中を指してもらう。右寄りを指す場合は，左半側視空間失認があると考える。

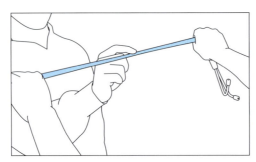

図2-81　視空間認知の検査
真ん中に指を置いてくださいと声をかける。

 - 言語（失語）：利き手を記載する。失語症は運動性失語と感覚性失語に分けられる。物品呼称「時計や鉛筆などをみせて"これは何ですか"と答えさせる」がスムーズにいえなければ運動性失語の疑い，口頭指示「左手で右の耳をさわってください」ができなければ感覚性失語を疑う。

⑨ 神経系

優位半球と利き手

脳の言語中枢がある側を優位半球といい90％以上の人は左が優位半球である。利き手と優位半球の関係では，右利きの95～96％は左が優位半球，左利きでは61～70％は左が優位半球で，残りの15～19％が右半球，15～20％が両半球と多彩である。

同名半盲と視空間失認

同名半盲とは視野の半分がみえないことであり，視交叉より後方の片側性病変で生じる。後頭葉病変であれば中心視野は保たれる（黄斑回避）ため半盲を自覚しないこともある。一方で半側視空間失認は劣位半球（右）の皮質症状であり（半盲を合併していることも多いが半盲がなくても），右半球病変により視野の左半分を（みえているが）無視して認知しない症状を指す。

代表的疾患でみられる症状・徴候・局所所見

症例1

65歳，男性。半年前から右手のふるえを自覚。
バイタルサイン　BP 130/82　PR 72/分　BT 36.5℃　RR 16/分
神経学的所見（下線は局所異常所見）
　　意識清明で協力的　見当識異常なし，言語異常なし
　仮面様顔貌あり　マイヤーソン徴候陽性
　脳神経：瞳孔正円同大，対光反射迅速　眼球運動異常なし　眼振なし
　　　　　閉眼左右差なし（まつ毛徴候なし）　鼻唇溝左右差なし
　　　　　舌呈出偏倚なし　舌萎縮なし
　運動系：上肢バレー徴候左右差なし　握力右30kg　左28kg
　静止時振戦　　上肢（右／左）＋／－　下肢－／－
　筋強剛　　　　上肢（右／左）＋／－　下肢－／－
　　　しゃがみ立ち可能　つま先立ち可能　踵立ち可能
　協調運動：指鼻指試験異常なし　膝踵試験異常なし
　感覚系：四肢の触覚・痛覚異常なし　足の振動覚異常なし
　反　射：深部反射すべて＋で左右差なし，バビンスキー反射両側陰性
　歩行・姿勢：通常歩行ややゆっくり　タンデム歩行異常なし
　歩行時に右上肢の腕振りが左に比べて小さい

　診断：パーキンソン病の疑い

　パーキンソン病は，脳内の神経伝達物質であるドパミンが減って徐々に体がスムーズに動かなくなっていく疾患である。典型的には一側の上肢または下肢の静止時振戦から始まり緩徐に進行するが，診察時に同側の上肢または下肢に筋強剛がみられれば可能性が高い。特異的な所

見として仮面様顔貌（瞬目が少ないことに注目する）やマイヤーソン徴候*がある。ごく初期の患者では，診察時にたまたま静止時振戦が観察されないこともあり，歩行時に障害側の腕振りが他方に比べて小さいことが診断の鍵となることがある。他の変性疾患との鑑別において，眼球運動，バレー徴候（筋力低下），協調運動，反射や病的反射に異常がないかみておく。

知っておくと理解が深まる

> **症例2**
> 70歳，女性。高血圧にて通院中，昨日から顔が歪んでいる。
> バイタルサイン　BP 150/90　PR 92/分　BT 36.5℃　RR 18/分
> 意識清明で協力的　見当識異常なし，言語異常なし
> 脳神経：瞳孔正円同大，対光反射迅速　眼球運動異常なし　眼振なし
> 　　　　額のしわ寄せ右で浅い　閉眼は右不完全で白目が残る　鼻唇溝右で浅い
> 　　　　舌呈出偏倚なし　舌萎縮なし
> 運動系：上肢バレー徴候左右差なし　握力右22kg　左20kg
> 　　　　下肢ミンガッチーニ徴候左右差なし　しゃがみ立ち可能　つま先立ち可能
> 　　　　踵立ち可能
> 協調運動：指鼻指試験異常なし　膝踵試験異常なし
> 感覚系：四肢の触覚・痛覚異常なし　足の振動覚異常なし
> 反　射：深部反射すべて＋で左右差なし，バビンスキー反射両側陰性
> 歩行・姿勢：通常歩行異常なし　タンデム歩行異常なし
> 右耳後部の皮疹なし
>
> 診断：右末梢性顔面神経麻痺（ベル麻痺）

　高血圧治療中の高齢者で，急性発症の顔面の歪みを訴えて受診しており，急いで脳卒中の可能性を検討する必要がある。神経学的診察では，右顔面神経麻痺があるが手足の麻痺はない（上肢バレー徴候左右差なし，下肢ミンガッチーニ徴候左右差なし）。この場合は顔面神経麻痺が中枢性か末梢性かの鑑別が重要になるが，額のしわ寄せや閉眼が障害されており（上顔面筋の障害），末梢性顔面神経麻痺と診断できる。顔面神経は前頭筋や眼輪筋などの上顔面筋と，口輪筋，広頸筋などの下顔面筋に分けられる。上顔面筋は両側の大脳皮質から支配を受けているので，片側の中枢性障害［顔面神経核より上の一次ニューロンの障害（例えば脳卒中など）］では，上顔面筋は障害されず下顔面筋の障害のみとなる。すなわち，額のしわ寄せや閉眼は可能で鼻唇溝が浅くなる。一方，片側の末梢性障害［顔面神経核を含む二次ニューロンの障害（例えばベル麻痺など）］では上顔面筋と下顔面筋とが障害されるので，額のしわ寄せや閉眼ができなく鼻唇溝も浅くなる。実際の臨床現場では，脳卒中を見逃すと重大な結果につながるの

---

*マイヤーソン（Myerson）徴候：眉間を患者がみえないように上方から示指か中指でトントンと叩くとその都度眼輪筋が収縮するが，正常では5〜10回繰り返すと徐々に収縮しなくなる。パーキンソン病ではこの反射が亢進しており，10回以上繰り返しても眼輪筋の収縮が続く場合に陽性と判定する。

⑨ 神経系

で，神経学的所見のみで判断せず，頭部CTやMRIなどの画像検査が行われることも多い。また，稀ではあるが脳幹部の顔面神経核周囲に限局した脳血管障害では末梢性顔面神経麻痺のパターンを呈することがある。

眼球共同偏倚：右被殻出血の急性期に左片麻痺とともに眼球の右への共同偏倚を認める（病巣をにらむ）。側方注視の皮質中枢は前頭前野と頭頂前野にあり，そこから出た刺激は脳幹上部で交叉し，反対側の脳幹の皮質下中枢（PPRF：傍正中橋網様体）を刺激する。大脳の破壊性病変によりその連絡が途絶えると，眼球は病巣側へ偏倚する。反対にてんかん発作のような刺激性病変が生じると，眼球は病巣と反対側へ偏倚する。

こんな時に役立つフィジカルアセスメント

> **症例3**
> 84歳，女性。施設に入所中で訪問診療を受けている。デイサービス中の午後2時ごろ，職員が女性のしゃべり方がおかしいことに気づき，BPを測定すると160/100（普段は130/70）とやや高め，軽度の構音障害あり，バレー徴候は右で回内し左に比べ5cm程度下がっていた（上肢バレー徴候陽性）。急性期脳卒中を疑い家族に連絡するとともに，救急車で急性期病院へ搬送した。翌日先方の病院よりFAXあり，脳梗塞の診断で入院，頭部MRIで左放線冠にラクナ梗塞を認めたと報告があった。
>
> 診断：急性期脳梗塞

本例は普段からバレー徴候は左右差がなく異常ないことを確認しており，急な構音障害，血圧上昇および，バレー徴候で右上肢が回内し下がっていたことが診断の鍵となり，脳卒中を疑い直ちに救急搬送できた症例である。急性期脳梗塞の治療に有効な血栓溶解療法（t-PA治療）は発症4.5時間以内でないと使用できないので，急な神経症状の出現（構音障害，顔面の麻痺，手足の麻痺のいずれか）を認めた場合は躊躇せず救急車を呼ぶことが大事である。

参考文献
- 小泉俊三，川畑雅照，川越正平 編．神経学的診察．レジデント臨床基本技能イラストレイテッド 第2版．東京，医学書院，2001, 38-43.
- 塩尻俊明．手軽にとれる神経所見—カラーイラスト図解．東京，文光堂，2011.
- 田崎義昭，斎藤佳雄，坂井文彦，他．ベッドサイドの神経の診かた 改訂18版．東京，南山堂，2016.
- 福武敏夫．神経症状の診かた・考えかた 第2版：General Neurologyのすすめ．東京，医学書院，2017.
- 公益社団法人医療系大学間共用試験実施評価機構．診療参加型臨床実習に参する受験生に必要とされる技能と態度に関する学習・評価項目（第3.1版）．
http://www.cato.umin.jp/06/gaku_hyo31.pdf （アクセス日時：2018/01/03）

✓ 関連する特定行為区分

☐ 精神及び神経症状に係る薬剤投与関連

第3章
身体診察の年齢による変化

① 小児

② 高齢者

① 小児

はじめに

　小児の診療では，成人以上にフィジカルアセスメントが重要視される。その理由は，小児は症状を正確に訴えることができないことも多く，診断のために最も重要な病歴が十分にとれず，相対的にフィジカルアセスメントが占めるウェイトが大きくなるためである。また，胸壁や腹壁が薄いことから，呼吸音，心音などは聴取しやすく，きちんと所見をとることができれば，診断へ大きな手がかりとなることが多い。
　この①小児では以下の4項目で，ポイント，正常所見記載例，フィジカルアセスメントの基本手順について記述する。

全体のポイント
- 泣かせないように／第一印象に注意。
- バイタルサインの評価。
- 全身くまなく診察する，オムツの中も含めて。
- 発達，虐待にも注意。

泣かせないように／第一印象に注意

ポイント
- 「想像してみよう。もし，あなたが素性もよくわからない他人に，突然身体を触られたりしたらどう思うだろうか？」嫌悪感や拒否感を感じたり，抵抗したりするに違いない。
- 診察を受ける小児はそんな気持ちなのかもしれない。特に乳児は，診察室で「なぜ」「何を」されるのかを理解できていないことがほとんどである。
- その状態で診察をすれば，泣き叫んだり，暴れてしまったりして，胸部の聴診や腹部所見はもちろん，大泉門の膨隆，項部硬直など小児の診察に欠かせない重要な所見をとることが困難になる。
- よって，泣かせないで所見をとることが大切である。そこでまず児に触れる前に1分程度で，第一印象の良し悪しを判別する。

① 小児

》正常所見記載例

第一印象：
①外観：
　Tone：筋緊張良好，元気に動いている。
　Interactivity：意識清明，周囲に関心を示している，母親を認識して会話している。
　Consolation：なだめることができる。
　Look and gaze：視線は保護者，医療者としっかり合う。
　Speech：しっかり会話可能，啼泣強い。
②呼吸
　体位：sniffing positionなし，tripod positionなし
　呼吸努力：鼻翼呼吸なし　陥没呼吸なし
　聴診器なしでの呼吸音：吸気時，呼気時の喘鳴なし　呻吟なし　嗄声なし
③皮膚色・循環
　皮膚色ピンク　チアノーゼなし　蒼白なし　黄疸なし
　CRT＜2秒

》簡略版

外観：手足活発，
　　　視線しっかり合う，
　　　会話可能，視線合う
呼吸：異常姿勢なし，
　　　努力呼吸なし
循環：皮膚色良好

T：Tone（筋緊張）	動いているか，ぐったりしていないか
I：Interactive（周囲への反応）	保護者，医療者，おもちゃなどへの反応
C：Consolability（精神的安定）	あやすことができるか
L：Look/gaze	視線がしっかり合うか
S：Speech/cry	こもり声，かすれ声がないか。強く啼泣できるか

表3-1　TICLS

（文献1より作成）

》フィジカルアセスメントの基本手順

・急に診察しようとして触れると泣くことが多く，きちんとした所見をとることができなくなる。泣かせないための工夫をする。
・挨拶，自己紹介を行う。目線を同じ高さに合わせる。
・説明は保護者のみにしがちだが，幼児以降の年齢には，簡単な言葉でもよいので，診察内容，病状を説明をし，「私はあなたの味方ですよ，警戒しなくてもよいですよ」という内容を伝える。

・保護者と良好な関係を築けるようにする。子どもは親との医療者の関係もみて，医療者が味方なのかを判断する。また，両親しか気づいていない微妙な変化が診療のヒントになる。それを聞き取るためにも両親との良好な関係が必要である。ときには，モノに頼ることも効果的である。おもちゃや絵本をみせて緊張をほぐしながら，診察してもよい。
・泣いてしまって，所見がとれなかった時は，点滴が始まった後，眠った後に再診察をしてもよい。寝ているほうがわかりやすい所見もあるので，診察時すでに寝ているのであれば一言，親に伝えて先に聴診などは済ませてしまってもよい。

診察を始めるまでに，触らずにわかる第一印象（見た目，呼吸様式，皮膚色の3つ）をしっかりみることが重要である。以下に観察するポイントを述べる。

外観：評価項目はTICLSと覚える（前ページ，表3-1）。筋緊張，周囲への反応，視線，会話や泣き声を評価する。

呼吸様式：体位［sniffing position, tripod position（図3-1）の有無］，呼吸数，服の上からでもわかる努力呼吸（肩呼吸，鼻翼呼吸など），聴診器なしでもわかる呼吸音（強い喘鳴など）や咳嗽（犬吠様咳嗽など）を評価する。歩行可能な年齢にも関わらず，移動時常に抱きかかえられているということも，全身状態が良くない可能性がある。

皮膚色：蒼白，チアノーゼ，まだら模様（いずれも循環不全を表す），黄疸などがないかを評価する。

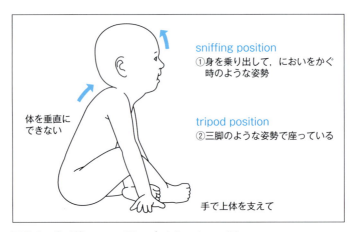

図3-1　Sniffing positionとtripod position

① 小児

バイタルサインの評価

ポイント
- 年齢によってバイタルサインが違うことをしっかり意識する。
- Pediatric Early Warning Scores（PEWS）[2] スコアを利用する。

正常所見記載例

```
1歳3ヵ月　男児
体重：11kg（+1SD）
身長75cm（−1SD）　頭囲45cm（−1SD）
バイタルサイン：
意識レベルGCS：15点（表3-2），
血圧（BP）96/60，脈拍数（PR）120/分，
呼吸数（RR）24/分，体温（BT）36.2℃
酸素飽和度（SpO₂）98%（room air）
CRT：1秒
in-out：1,280mL −970mL +310mL
（in outをつけていない際は，食事摂取量1/3〜1/2，
排尿6回/day，排便2回/day軟便〜通常便といっ
たように記載）
PEWS　合計1点
（行動1点，呼吸0点，循環0点）
```

簡略版

```
BP 96/60，PR 120/分，
RR 24/分，BT 36.2℃
SpO₂ 98%（room air）
PEWS　合計　点
（行動○点，呼吸○点，循環○点）
```

フィジカルアセスメントの基本手順

- 小児は年齢に応じてバイタルサインの正常値が全く異なる（表3-3）。
- 各年齢でのバイタルサインをすべて記憶することは困難であり，必要に応じてすぐに確認できる工夫をしておく（メモ，電子カルテへの登録など）。筆者の病院では，ICU入室時には，年齢に応じたバイタルサインが記載された紙をベッドサイドへ貼り付けている（図3-2）。
- 測定のために適切なデバイスが必要である。SpO₂測定にはクリップ式ではなく，自由度の高いディスポーザブルプローブ（図3-3）が乳幼児では有用である。血圧測定の際にはマンシェットの太さが適切かを確認する。
- まずは触らずに評価できる意識レベル，呼吸数から測定する。小児は呼吸回数が一定でないことも多いため，成人のように「15秒測定して4倍する」という方法よりも，30秒，ないし1分間測定する。

- 血圧測定はマンシェットによる締め付けを嫌がる，痛がることも多いため，筆者の病院では全身状態が良い小児にはルーチンでは行っていない。その際には，橈骨動脈，上腕動脈の触知や，CRT（capillary refilling time）などで循環の状態を確認する。
- Pediatric Early Warning Score（PEWS）や，それをアレンジしたPEWSS[3]を利用する。PEWS利用により85.5％の感度で発症11時間前に急変を察知するという報告がある[4]。これらのスコアリング・システムでは，客観的所見により意識，呼吸，循環状態を得点化し，その合計得点により，次にとるアクションが変化する（例：○点以上→担当医へ速やかに報告し，重症管理へ移行，検温は2時間毎など）。PEWSには慣れが必要だが，合計得点のみで評価するため，スコアの導入により，病状の悪化が一目でわかり，早期の介入が可能となる。

		乳児	幼児～学童	成人
開眼（E）				
4	自発的に			
3	呼びかけにより			
2	痛み刺激により			
1	開眼なし			
言語反応（V）				
5		笑い，喃語	年齢相応な単語，会話	見当識あり
4		持続的な啼泣，叫び声	混乱した会話，単語	混乱した会話
3		痛み刺激で啼泣	不適当な言葉	
2		痛み刺激で呻き声	呻き声	意味不明な発声
1		発声を認めない		
運動反応（M）				
6		自発的に目的を持って動く	指示に従う	
5		接触から逃避する	疼痛部へ手足を持っていく	
4		痛み刺激から逃避する		
3		異常屈曲		
2		異常伸展		
1		胎動なし		

表3-2　小児，成人のGlasgow Coma Scale（GCS）

	0～1歳	1～3歳	3～6歳	6～15歳
呼吸数（/min）	30～60	20～40	20～30	15～25
心拍数（/min）	110～160	90～140	80～120	60～100
血圧（mmHg）	＞70	＞70＋2×年齢（or＞90）		

表3-3　年齢毎のバイタルサイン

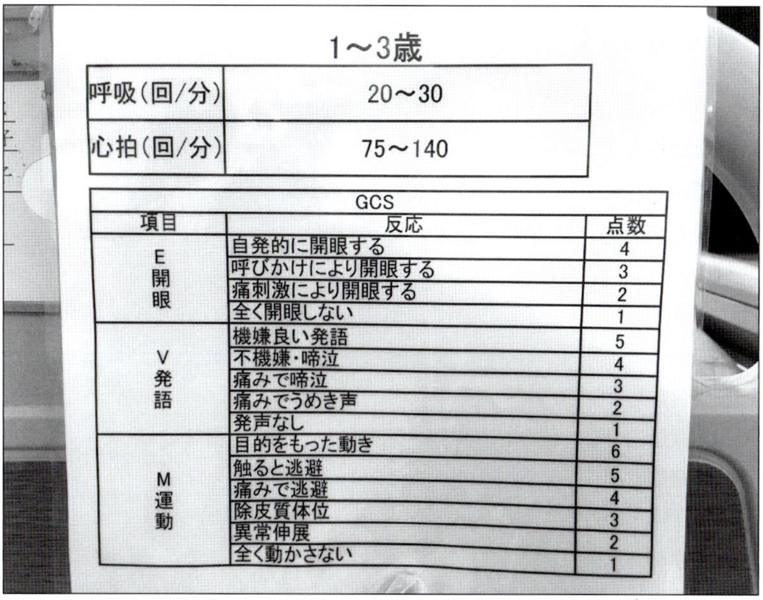

① 小児

1〜3歳	
呼吸（回/分）	20〜30
心拍（回/分）	75〜140

GCS		
項目	反応	点数
E 開眼	自発的に開眼する	4
	呼びかけにより開眼する	3
	痛刺激により開眼する	2
	全く開眼しない	1
V 発語	機嫌良い発語	5
	不機嫌・啼泣	4
	痛みで啼泣	3
	痛みでうめき声	2
	発声なし	1
M 運動	目的をもった動き	6
	触ると逃避	5
	痛みで逃避	4
	除皮質体位	3
	異常伸展	2
	全く動かさない	1

図3-2　ベッドサイドへ貼られた年齢毎のGCS，バイタルサイン（例：1〜3歳）

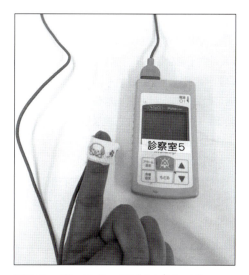

図3-3　ディスポーザブルプローブ

全身をくまなくみる

ポイント
- 全身の「穴」を意識して。
- オムツの中までみる。
- 所見をとる順番も考える。

正常所見記載例

頭　部	頭部外傷なし
	眼瞼結膜蒼白なし，眼球結膜黄染・充血なし，眼瞼浮腫なし
	両耳光錐を確認
	副鼻腔圧痛・叩打痛なし
口腔内	咽頭発赤なし，扁桃肥大なし，後鼻漏なし
頸　部	項部硬直なし，可動域制限なし，頸部リンパ節腫触知せず，甲状腺腫大なし
胸　部	
肺　音	胸郭挙上左右差なし，呼吸音清・左右差なし，喘鳴・水泡音・捻髪音聴取せず
心　音	Ⅰ音＋Ⅱ音 正常，Ⅲ音・Ⅳ音聴取せず，心雑音なし
腹　部	平坦，軟，腸雑音の亢進・低下なし，腫瘤の触知なし，圧痛なし
	肝臓 1 cm 触知，脾臓触知せず，腎臓触知せず
背　部	肋骨脊椎角（CVA）に圧痛なし・叩打痛なし
生殖器	Tanner 分類　Ⅱ度
四　肢	上肢・下肢の関節可動域正常，ばち状指なし，
	末梢動脈（足背動脈）触知（2＋）左右差なし
	前頸骨部および足背に浮腫なし
皮　膚	四肢体幹に発疹・紫斑なし　ツルゴール低下なし
神　経	視線しっかり合う，瞳孔 3 mm 同大，対光反射左右差なし，
反　射	深部腱反射すべて 2＋で左右対称，
	バビンスキー反射陰性

簡略版

頭部	口腔内咽頭発赤なし，扁桃肥大・白苔なし
頸部	頸部リンパ節腫脹なし
胸部	呼吸音　清，心音 S1→S2，心雑音なし
腹部	平坦　蠕動音低下なし　軟　圧痛なし
四肢	下腿・足背浮腫なし

① 小児

≫フィジカルアセスメントの基本手順

- 泣いてしまうと一番わかりづらくなる胸腹部の聴診を最初に。頭頸部の診察は刺激が強いので最後に行う。1歳半までの小児では大泉門の所見も素早くとる。
- 症状が出る頻度が多いので，成人よりも皮膚所見や咽頭所見により注意を払う。
- 呼吸の予備能力がまだ十分でないため，呼吸障害をきたす疾患が多く，頸部，胸部の所見には特に注意が必要である。図3-4に努力性呼吸の種類と出現場所を記載する。
- 乳幼児の腹部所見は圧痛部位の同定が困難で筋性防御も出現しづらい。腹部エコーも身体所見の一部と考えて，可能なら積極的に行う。
- オムツやパンツを脱がして鼠径部，外性器，肛門周囲の診察をする（精巣に関連する疾患やヘルニアを見過ごさないように，特に男児では気を付ける）。

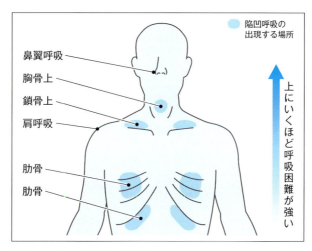

図3-4 努力性呼吸の種類

発達，虐待にも注意

≫ポイント

- 虐待を思わせる皮膚所見に注意する。
- 発達にも注目する。ただし正常発達にはかなり幅があるので注意（表3-4）。

	運動（粗大/微細）	社会性	言語（表出/理解）	認知
3ヵ月	支えられて頭部が安定する，物を握る	両手を合わす	声を出して笑う，声に反応する	母親に対して反応をする
6ヵ月	引き起こしで，頭部が遅れない，座れる，物に手を伸ばす	自分で気持ちを落ち着ける	なん語，ダ/バ/マという，声に振り向く	物を見つめる，知らない人に不安を示す
12ヵ月	1人で立つ，ピンセットつかみをする，自分で食べる	親から少し離れる，空間が広がる，コップで飲む	意味をもつ言葉をいう	陰にある物を探す，バイバイをする，くしやブラシで大人の真似をする
18ヵ月	階段をのぼる，後ずさりをする，スプーンを使う，自発的になぐり書きをする	積み木で遊ぶ，スイッチで遊ぶ	6語程度話す，欲しいものを指差す，簡単な指示に従う，1ヵ所以上，身体部分をさせる	おもちゃをスイッチで動かす，人形に食べさせる真似をする
2歳	1段の上り下りをする，ボールを蹴る，6個の積み木を積む，クレヨンで丸を書く	ほかの子供に興味を示す，模倣で遊ぶ	2語文を話す	模倣遊びができる
3歳	幅跳び，丸の模写をする，3輪車に乗る	手伝ってもらい自分で洋服を着る，トイレを教える	3〜4語文を話す，前置詞を理解する，検査に50％以上わかるように話す，自分の姓名をいえ，年齢，性別がわかる	"たとえ"による遊びをする
4歳	4秒間片足立ちができる，補助輪付きの自転車に乗る，上手で投げる，洋服を着る，3部分の人物画を描く	ルールに基づきゲームができる，友達と関係をつくれる	かなり正しい文法を使い，質問する	単純なゲームや鬼ごっこで遊ぶ，動作や前後上下がわかる，何色か色の名前をいえる
5歳	片足でバランスを取れる，自分で服を着る，スキップができる，四角形や三角形の模写をする，6部分の人物画を描く	友達と一緒に遊べる，1人で洋服を着る	単語の定義を5語以上話す	「リンゴを半分に切ったら何個になりますか？」「お湯を沸かすにはどうしますか？」などの質問に答えることができる，寒い，疲れたなどの言葉を理解する，5つ数える

表3-4 発達メルクマール

（板橋家頭夫 監，田角 勝 編．小児の診察技法．東京，メジカルビュー社，2010，33より転載）

≫フィジカルアセスメントの基本手順

・虐待を疑う場合は保護者が話す受傷機転に再現性，妥当性があるか，不自然な位置の受傷がないか確認（図3-5）。
・痩せ，皮膚の状態，陰部，齲歯，衛生状態，衣服，子どもと保護者の関係性などにも注意。
・医療者に対する異常な警戒や，繰り返す骨折の既往も虐待を疑う。
・外傷は部位，大きさ，形状，パターン，色調，広がりなどを記載する。
・発症時期の異なるさまざまな損傷が混在していることもあるので色調を具体的に記載する。
・挫傷（皮膚の裂傷を伴わない皮下出血）と熱傷が多い。
・可能なら写真での記録も行うとよい。

① 小児

- 外性器の診療も行う。性的虐待を考慮し，下腹部から外性器や大腿内側の挫傷，熱傷，外性器や肛門の裂傷などの外傷および瘢痕がないかをみる。また，淋病やヘルペス，梅毒などを想起させる外性器の皮膚粘膜所見も留意する。
- 発達の遅れがある時にも虐待の関与がないか注意する。
- 身長体重測定を行い，成長曲線をプロットする。
- 頭部：外傷が毛髪で隠れていないかチェックする。
- 眼：眼底出血はshaken-baby-syndromeに特異的な所見。
- 胸部：肋骨骨折の治癒過程が皮膚の上から触知されることがある。
- 腹部：内臓損傷の際に，圧迫・筋性防御など示すことがある。
- 背部：虐待の挫傷が多発する部位。
- 外性器，肛門：外傷に加え，感染症，肛門括約筋の異常をきたすことがある。

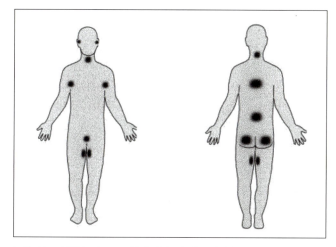

図3-5　虐待によって怪我をしやすい部位

(公益社団法人日本小児科学会，こどもの生活環境改善委員会．12．子ども虐待が気になったときの身体診察・虐待を受けた子どもの身体所見．子ども虐待診療手引き第2版．2014より転載)

文献

1) Dieckmann R, Brownstein D, Gausche-Hill M, eds. Pediatric Education for Prehospital Professionals. Sudbury, Ma: Jones and Bartlett Publishers, American Academy of Pediatrics; 2000 : 36.
2) Oldroyd C, Day A. The use of pediatric early warning scores in the emergency department. J Emerg Nurs. 2011 ; 37 : 374-6.
3) 神薗淳司．子どもの急変予知をバイタルサインとその測定値から紐解く〜小児早期警告スコアリング・システム〜．北九州市立八幡病院小児救急センター，2017．
4) Akre M, Finkelstein M, Erickson M, et al. Sensitivity of the pediatric early warning score to identify patient deterioration. Pediatrics. 2010 ; 125 : e763-9.

② 高齢者

▶ はじめに

　高齢者のフィジカルアセスメントは，基本的には成人のフィジカルアセスメントと同様に行うが，以下に示すような高齢者特有の問題があるので，注意を払う必要がある。①認知症・難聴・入院中のせん妄などがある場合は医療者の指示が入りにくく，正確な評価が難しい。②高齢者はフレイル（虚弱）と呼ばれる加齢による恒常性の低下が問題となり，脱水，褥瘡，誤嚥，転倒などのリスクが大きく，ナースによるフィジカルアセスメントにおいてもそれらのリスクを減らすために，循環血漿量の評価，皮膚や栄養状態の評価，嚥下機能評価，運動機能評価などを含めた総合的な評価が求められる。

▶ 全体のポイント

- 認知症・難聴・入院中のせん妄などがある場合は医療者の指示が入りにくく，正確な評価が難しい。
- 高齢者はフレイル（虚弱）と呼ばれる加齢による恒常性の低下が問題となり，脱水，褥瘡，誤嚥，転倒などのリスクが大きく，ナースによるフィジカルアセスメントにおいてもそれらのリスクを減らすために，循環血漿量の評価，皮膚や栄養状態の評価，嚥下機能評価，運動機能評価などを含めた総合的な評価が求められる。

バイタル・全身状態

▶ ポイント

- 診察室や待合室での表情や服装に注意。
- 診察時の会話のスピードや声のトーンや表情などの反応に注意。
- 呼吸のパターンを観察する。
- 起立性低血圧を見逃さない。

》正常所見記載例

一見しての全身状態　良好で快活
BP 148/85，PR 22×4/分（臥位）
→BP 150/86，PR 23×4/分（立位直後）
→BP 146/83，PR 22×4/分（立位5分後）
橈骨動脈での脈拍は左右差なく整
BT 36.8℃　RR 5×3/分（臥位）
SpO_2 98%（臥位でroom air）　呼吸パターン正常

》簡略版

全身状態良好，
BP 148/85，
PR 22×4/分，整，
BT 36.8℃，
RR 5×3/分，
SpO_2 98%（room air）

》フィジカルアセスメントの基本手順

・診察室やベッドサイドで声をかけて表情や反応を観察。
・高齢者は認知症があったり，せん妄状態の時には，他人に触られるということに対して著しい不安感と嫌悪感を抱く場合が多く，目線を同じ高さにして優しくゆっくりと診察する。
・両手で相手の両腕の橈骨動脈を触知し，左右差の有無を確認して，脈拍数と脈の不整を触診。
・相手の腹部に手を置いて，腹部の上下を触知して呼吸数を測定していることを相手に意識させないようにして，呼吸数を測定（呼吸数を測定していることを相手が意識すると呼吸数や呼吸のパターンが変わってしまうことがある）。
・臥位で血圧と脈拍を測定した後，立位にした直後に血圧と脈拍を測定し，さらに5分後に測定をして，起立性低血圧の変化の有無を確認する（状況的に立位が保持できない患者の場合は座位でもよいが，その場合は下肢を診察台やベッドから下に降ろして同様に測定をする）（図3-6）。
・SpO_2の測定時には必ず同時に呼吸数も測定する。
・体温の測定時には必ず同時に脈拍数も測定する。

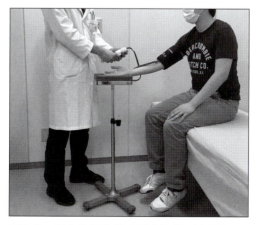

図3-6　起立性低血圧の測定姿勢（座位）

》異常所見の記載例

- 表情に活気なくシャツにしわと汚れが目立つ。
- BP 152/90，PR 20×4/分（臥位）
  - →BP 140/82，PR 20×4/分（立位直後）
  - →BP 130/78，PR 20×4/分（立位5分後）

知っておくと理解が深まる

- 一見しての全身状態で，服装に乱れがあったり，化粧が崩れていたり，表情に活気なく，反応に乏しければ，認知症，抑うつ状態，何らかの全身疾患罹患の可能性を考える。
- 血圧で起立性低血圧があれば有効循環血症量の減少（脱水）か，自律神経障害を考える。臥位から立位（座位）の変化が，（収縮期血圧↓拡張期血圧→脈拍数↑）であれば，有効循環血症量の減少を，（収縮期血圧↓拡張期血圧↓脈拍数→）であれば，自律神経障害を考える。
- 心房細動の場合は（心拍数）＞（橈骨動脈で測定する脈拍数）となることも多いので記載に注意する。
- 体温の測定時には必ず脈拍数も測定する。体温上昇に伴う脈拍増加が認められない時には，比較的徐脈と呼び，βブロッカーなどの薬剤の影響，薬剤熱，マイコプラズマ，レジオネラなどの非定型的な感染症，詐熱などの他にも，高齢者の体温調節機能が低下することによる「うつ熱」の可能性を考える。
- SpO_2を測定する時には必ず呼吸数も同時に測定をする。SpO_2が同じ95％であっても，呼吸数が12回の時と30回の時では意味合いが全く異なる。
- 呼吸のパターンにも注意し，例えばクスマウル呼吸では代謝性のアシドーシスが存在する可能性を示唆し，チェーン・ストークス呼吸では何らかの中枢性の病変が存在する可能性を示唆する。代表的な呼吸のパターンとその病態を［第2章③呼吸器（胸郭と肺）表2-3を参照］に示す。亡くなる直前（数時間以内）には，下顎呼吸がみられる。胸郭はほぼ動かず，開口した顎が上下に動くだけの浅い呼吸であり，生命徴候が危機的であることを示す。

② 高齢者

こんな時に役立つフィジカルアセスメント

> **症例 1**
> 78歳，女性。糖尿病で入院中。ベッドからトイレに立った時に眼前暗黒感あり。動けずにナースコールあり。臥位にすると症状が改善し，臥位でBP 128/73，PR 74/分であったが，座位にするとBP 108/65，PR 72/分で，収縮期血圧で20mmHg，拡張期血圧で8mmHgの低下，脈拍数はあまり変わらず，自律神経障害パターンの起立性低血圧があると評価し，主治医に相談。糖尿病による合併症によるもので，弾性ストッキングの着用とα刺激薬による薬物療法の導入となった。

・臥位から座位で，収縮期血圧低下，拡張期血圧低下，脈拍数大きな変化なく，自律神経障害による起立性低血圧のパターンと判断。

頭頸部

ポイント

- 頭頂部と前頭部の禿は虚血性疾患のリスクと関係する。
- 角膜の白濁は白内障を示唆する。
- 口腔内の不衛生状態は嚥下性肺炎のリスクにつながるので注意。
- 難聴がある場合は耳鏡を用いて耳垢の有無を評価する。

正常所見記載例

頭皮皮疹なし。毛髪白髪混じりであるが禿なし。顔面左右差なし。瞳孔左右差なし，角膜の白濁なし。眼瞼結膜蒼白なし。眼球結膜黄染なし。耳介に変形なし。外耳道に損傷なし。前頭洞・上顎洞に圧痛なし。齲歯なく下顎歯牙の一部は義歯。歯肉の腫脹・出血なし。舌色紅色で舌苔なし。頬粘膜と軟口蓋と硬口蓋にびらん・出血なし。扁桃および咽頭後壁に腫脹・発赤なし。頸部リンパ節は左右後頸リンパ節領域に直径1cmまでの扁平で表面平滑・可動性良好な圧痛のない腫瘤を数個触知。気管の偏奇なし。甲状腺腫脹・圧痛なし。

簡略版

頭皮異常なし。
瞳孔左右差なし。
眼瞼結膜・眼球結膜異常なし。
口腔内異常なし。
扁桃・咽頭後壁に腫脹・発赤なし。
両側後頸リンパ節に1cmまでの腫瘤を数個触知・圧痛なし。
甲状腺腫脹・圧痛なし。

フィジカルアセスメントの基本手順

- 正面から顔面の対称性，顔や唇の色，皮疹などを視診。
- 上部や後方から頭髪や頭皮の皮疹や腫瘤の有無を視診。
- 眼球結膜の黄染，翼状片，眼瞼結膜の蒼白，老人環などの有無を視診（図3-7，図3-8）。
- 副鼻腔（前頭洞と上顎洞）の触診と打診で圧痛の有無を確認。
- 歯牙の診察（齲歯の有無，義歯の状態，歯肉の腫脹や圧痛など）。
- 舌の診察（全体の色調や舌苔や味蕾の状態・舌の側面や下面のびらんや腫瘤などの有無にも注意。特に喫煙者）。
- 頬部・硬口蓋・軟口蓋の診察（耳下腺や舌下線や顎下腺の開口部の状態，粘膜の発赤・腫脹・圧痛の有無，口内炎や粘膜出血の有無）。
- 耳鏡による外耳道や鼓膜の観察。
- 側頭動脈の視診と触診での拍動触知と圧痛の有無（図3-9）。
- 頸部リンパ節10ヵ所（後頭部，耳介前部，耳介後部，扁桃，顎下，頤下，浅頸，深頸部，後頸，鎖骨上）触診（第2章②頭頸部図2-6を参照）。
- 甲状腺の視診と触診。

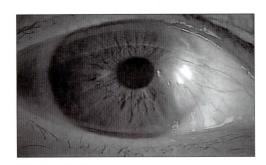

図3-7　翼状片

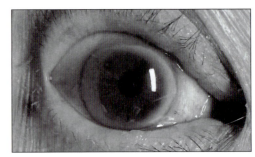

図3-8　老人環

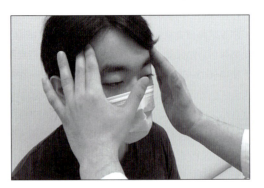

図3-9　側頭動脈の触知

② 高齢者

》異常所見の記載例

・右眼球結膜に鼻側から翼状片あり。
・触診にて左側頭動脈の拍動が右と比較して触れにくく，同部位に圧痛がある。
・左下顎第一臼歯に齲歯あり，同部位周辺の歯肉の腫脹・発赤・圧痛を認める。
・左鎖骨上リンパ節領域に直径1.5cm，可動性が不良で表面やや不整で圧痛のない弾性硬の腫瘤を触知する。

知っておくと理解が深まる

・翼状片は鼻側の眼球結膜から角膜頂点に向かって，三角形の血管を伴った増殖組織が伸びてくる一種の良性腫瘍で，通常は放置でよいが，異物感を強く感じたり美容上の問題があれば切除術の適応となる。
・老人環は角膜周辺部への脂質の沈着で加齢による変化であり，疾病とは基本的に関係ない。
・角膜の混濁は白内障の存在を示唆する。
・前頭部や頭頂部の禿と眼瞼の黄色種は虚血性心疾患との関連があるといわれている。
・口腔内や舌の乾燥は，開口呼吸でも起こり得るので，脱水に関しての感度は高いが特異度は高くない。
・発熱・頭痛がある患者では側頭動脈の触診が側頭動脈炎の診断に有効であるが，側頭動脈炎があっても，必ずしも側頭動脈の数珠上の怒張や強い圧痛があるわけでもなく，触診での左右の非対称性（触れにくい側が炎症による狭窄がある）が役に立つことが多い。
・頸部リンパ節の腫脹は通常1cm程度までであれば，生理的範囲内の腫脹で病的意義は乏しいが，鎖骨上リンパ節の腫大は悪性腫瘍の可能性の事前確率を上げるので，注意が必要である。

こんな時に役立つフィジカルアセスメント

症例 2　80歳，男性。脳梗塞の既往あり，誤嚥性肺炎で入院。口腔ケアを施行中に舌の左下面に浅い潰瘍性病変があることが確認された。口腔外科に診察を依頼したところ，初期の舌がんであることが判明した。

・舌がんは舌の側面や下面に好発する。

胸部

≫ポイント

- 胸郭の変形と呼吸に伴う動きと呼吸補助筋の使用の有無を観察。
- 視診で内頸静脈拍動の最高点の高さに注意を払う。
- 心音の聴診ではⅢ音, 新たに出現した心雑音, ギャロップリズムに注意。
- 呼吸音で連続性雑音が聴こえたらstridorでないことをまずは確認する。
- 新たに出現したcrackle (断続性ラ音) やwheezes (連続性ラ音) を見逃さない。

≫正常所見記載例

胸壁の左右差・変形なし。吸気時に鎖骨上窩や肋間の陥凹なし。胸郭の拡張に左右差なし。打診にて全肺領域清音で左右差なし。聴診にて全肺領域でcrackleやwheezesを聴取せず左右差なし。外頸静脈は臥位で怒張あり・座位で怒張なし。内頸静脈拍動の最高点は45度のファーラー位で胸骨角から垂直距離で3cm高。心尖拍動は仰臥位で触知せず45度左側臥位で2横指触知。心音整。Ⅰ音亢進減弱なし。Ⅱ音亢進減弱なく生理的分裂あり。Ⅲ音聴取せず。Ⅳ音聴取せず。心雑音聴取せず。脊椎骨棘突起の叩打痛なし。肋骨脊柱角の叩打痛なし。

≫簡略版

呼吸音清。
心音整。
S1→, S2→, S3 (−),
S4 (−), 心雑音聴取せず。
脊柱およびCVA叩打痛なし。

≫フィジカルアセスメントの基本手順

- 視診で胸郭の変形と呼吸に伴う胸郭の動きを観察。
- 吸気時の鎖骨上窩や肋間の陥凹および胸鎖乳突筋などの呼吸補助筋の使用を観察。
- 打診では清音・濁音の違いを聞き分けるが, 音の響きを耳で聞くだけではなく, 胸壁に置いた指に響く骨導でも響きを感じることが大切である。
- 呼吸音の聴診では聴診器と皮膚がこすれる音は副雑音と間違えやすいので, 聴診器の膜型の面を患者の皮膚に密着させて聴診する。
- 呼吸音は基本的に座位で聴取するが, 入院中の高齢者は座位をとれない場合も多いので, 可能ならば側臥位で背部の呼吸音を聴取する。
- 心臓の聴診は基本的には大動脈弁領域 (第2肋間胸骨右縁) →肺動脈弁領域 (第2肋間胸骨左縁) →三尖弁領域 (第4肋間胸骨左縁) →僧帽弁領域 (心尖部) の順序で行う (図3-10)。
- Ⅲ音とⅣ音は低調音なので, 聴診器の膜型側ではなくベル型側を用いて, 胸壁に押し付けることなく軽く当てるように置いて聴取する。
- 心音の聴診をする体勢は基本的に臥位であるが, Ⅲ音, Ⅳ音を聴く場合は, 可能であれば左

② 高齢者

45度側臥位で聴取する。
- 外頸静脈の怒張を臥位で視診で確認し、ベッドを45度まで挙上させたファーラー位で内頸静脈の拍動がみえる最高点の胸骨角からの垂直距離を測定する（図3-11）。
- 脊椎骨棘突起の叩打痛と肋骨脊柱角（costovertebral angle：CVA）の叩打痛の有無を打診で確かめるが、座位が取れない時は側臥位で行う（第2章⑧泌尿・生殖器図2-63を参照）。

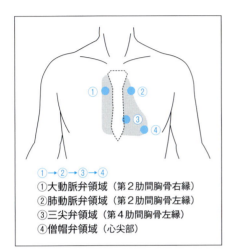

図3-10　心臓の聴診の領域

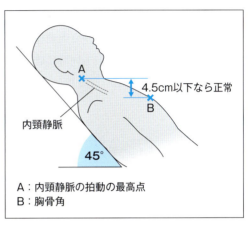

図3-11　内頸静脈の拍動の最高点の視診

≫異常所見の記載例

- 背側左肺底部に吸気時終末にcrackleを聴取する。
- 臥位で外頸静脈の怒張は認められず虚脱している。
- 45度のファーラー位で内頸静脈の拍動の最高点の胸骨角からの距離は約7cm。

知っておくと理解が深まる

- 呼吸障害がある時には鎖骨上窩や肋間の陥凹が出現し、胸鎖乳突筋などの呼吸補助筋の使用が目立つ呼吸となる。
- 循環血漿量が保たれていれば、通常臥位で外頸静脈は視診で確認できるが、臥位で外頸静脈が虚脱して視診で確認できなければ脱水を示唆する。
- 内頸静脈拍動の最高点を45度のファーラー位で視診して、胸骨角からの垂直距離が4.5cm以上あれば、頸静脈圧の上昇があり心不全を示唆する。
- Ⅲ音は拡張早期の心室充満期に僧房弁から左室に一気に血液が入ってくる時に左室の壁が振動して起こる音であるが、心不全のような容量負荷時に聴取する。Ⅳ音は拡張期終末期の心房収縮時に左心室壁が振動して起こる音であるが、高血圧症のような圧負荷時に聴取する。

心不全増悪時に脈も速くなると，Ⅰ音Ⅱ音にⅢ音Ⅳ音が加わり，馬が駆けるような「タタタン，タタタン，タタタン」というようなリズミカルな音が聴取される。これをギャロップ音と呼び，緊急性が高い状態である。

- 高齢者の心雑音の聴診で重要なことは，大動脈弁狭窄症と大動脈弁閉鎖不全症と僧房弁閉鎖不全症の音を区別できること。大動脈弁狭窄症は大動脈弁領域に漸増漸減性の収縮期駆出性雑音を聴取し，右頸部（特に鎖骨上）に雑音が伝搬する。大動脈弁閉鎖不全症は，大動脈弁領域に灌水様の拡張期雑音を聴取するが，収縮期には拡張期に大動脈から左室に逆流した血液も含めて多量の血液を左室から大動脈に送り出すことになるので，相対的な大動脈弁狭窄症となり，収縮期駆出性雑音も同時に聴取する。僧房弁閉鎖不全症は心尖部で最大になる汎収縮期雑音を聴取するが，僧房弁が閉じないので，Ⅱ音が減弱することも特徴である（表3-5）。

雑音の種類	病態名（注意すべきものは**太字**で表記）
収縮期雑音	無害性の機能性雑音，甲状腺機能亢進症や貧血時の高拍出状態，**僧帽弁逆流症（汎収縮期雑音），大動脈弁狭窄症（漸増漸減性駆出性雑音）**
拡張期雑音	**大動脈弁逆流症（灌水様雑音）**，僧帽弁狭窄症

表3-5　収縮期雑音と拡張期雑音を示す代表的な病態や疾患

- 正常な呼吸音以外に聴取できる異常な音を副雑音と呼ぶが，副雑音には大きく分けて断続性ラ音と連続性ラ音がある。断続性ラ音は諸説あるが，「crackle（クラックル）」と「rattling（ラトリング）」と呼ばれる2つの音を区別すると有用である。Crackleは主に吸気時の後半に「パリパリパリ」と聴こえる音で，これは吸気時に空気が気管支から肺胞に流入する時に起こり得る音で，気管支や肺胞に病変がなければ気道がスムーズに開かれるので音は発生しないが，気管支や肺胞に何らかの病変（肺炎による炎症や心不全による肺胞壁の浮腫など）があれば，相当する部位の気道はスムーズに開かずにcrackleが聴取される。柔らかな風船を膨らませる時には音は起こらないが，固い紙袋を膨らませる時には「パリパリ」と音がするのとほぼ同じことだと理解する。気管支や肺胞の病変が存在している限り音は変わらないので，体位変換や吸痰では音は消失しない。Rattlingはcrackleよりも通常荒い大きな音で，「パリパリパリ」よりも水っぽい「ブツブツブツ」という音に聴こえることが多い。吸気時のみならず呼気時にもよく聴取され，気道に痰などの分泌物が溜まっている時の音である。Rattlingは肺炎や心不全などの病変による直接的な音ではなく分泌物が貯留している時の音なので，体位変換，咳嗽，吸痰で減弱したり消失したりする。以上のようにcrackleとrattlingはどちらも断続性ラ音に含まれ，よく似た音ではあるが，聴き分けることにより，病態の推測ができる（表3-6）。

② 高齢者

名称	聴こえ方	違い	予測しうる病態
crackle	パリパリパリ	体位変換・吸痰・咳嗽で変化なし	肺炎・間質性肺炎・気管支炎・心不全
rattling	ブツブツブツ	体位変換・吸痰・咳嗽で減弱・消失あり	痰や分泌物が多い状態

表3-6 断続性ラ音の違い

- 連続性ラ音は気道が狭窄した時に起こる連続性雑音で,「ヒューヒュー」とか「ピーピー」などと聴取される。「wheezes(ウィーズ)」と「stridor(ストライダー)」と呼ばれる2つの種類の音の聴き分けが重要である。Wheezesは喘息や肺気腫などの閉塞性肺疾患の患者に聴かれ, 主に呼気時の音であるが増悪時には吸気時にも聴取され, それによる重症度の推定もできる。
- Wheezesは閉塞性肺疾患以外に, 重症な心不全で気道壁が浮腫により狭窄した場合にも聴取され, この状態は心臓喘息と呼ばれる。
- Stridorは前頸部に吸気時のみに聴取される音で, 上気道が何らかの理由で閉塞している極めて危険な状態を意味し, 直ちに処置が必要である。Stridorは高齢者や嚥下機能が落ちている患者の誤嚥や舌根沈下による上気道の閉塞などで聴取されるが, 抗菌薬のアレルギーによるアナフィラキシーでも起こり得る(表3-7)。

名称	聴取される部位	聴こえる時相	予測しうる病態
wheezes	全肺野もあれば局所もあり	呼気時 主体だが, 増悪時には呼気時＋吸気時	喘息発作時, 肺気腫, 心不全
stridor	前頸部のみ	吸気時のみ	上気道閉塞時(異物誤嚥, 舌根沈下, アナフィラキシーなど)

表3-7 連続性ラ音の違い

こんな時に役立つフィジカルアセスメント

> **症例3** 86歳, 男性。高血圧と心不全の既往あり。誤嚥性肺炎で入院中SpO$_2$が80台に低下。両側肺野に吸気時にcrackleと呼気時にwheezesを聴取。内頸静脈の拍動は45度のファーラー位で耳の下まで視診可能で, 心音でギャロップ音聴取。心不全の増悪と判断し, 直ちに主治医に報告。入院後から維持輸液に抗菌薬の点滴も加わり輸液過剰な状態となっていたようで, 利尿薬を主とした心不全治療も開始された。

- 吸気時のcrackleと呼気時のwheezesに加え, 内頸静脈の拍動の最高点が上昇して, ギャロップ音も聴取されたので, 心不全の増悪と判断。

腹部

≫ポイント
- 患者の羞恥心や疼痛に配慮し，診察による余分な苦痛を与えないように注意を払う。
- 視診では腹水や浮腫の有無，手術痕や皮疹にも注意する。
- 触診では腹痛がある場合は愛護的かつ丁寧に行い，痛みがある部位は最後に触診する。
- 腹痛がある場合は鼠径部まで診察して鼠経ヘルニアの有無も評価する。

≫正常所見記載例

> 腹部平坦で膨隆なし。側腹部に浮腫なし。手術痕なし。発疹なし。静脈怒張なし。腸蠕動音亢進低下なし。腹部に血管雑音聴取せず。打診にて異常鼓音なし。肝縦径は鎖骨中線上で11cm。Traubeの三角部は打診で鼓音。肝臓・脾臓の叩打痛なし。浅い触診で腹壁は軟。深い触診で圧痛なし。腫瘤を触知せず。肝下縁を触知せず。腹部大動脈は蛇行なく腫瘤を触知しない。肛門部は視診で異常なし。直腸診で腫瘤触知せず・圧痛なし。前立腺腫脹なし・圧痛なし。

≫簡略版

> 腸音正常。
> 血管雑音聴取せず。
> 肝臓・脾臓の叩打痛なし。
> 腹部平坦軟で圧痛なく腫瘤触知せず。
> 直腸診異常なし。

≫フィジカルアセスメントの基本手順
- 患者の羞恥心や不安感に配慮して声かけを行いつつも，腹部は充分に露出する。
- 打診や触診により腸蠕動音が変化するので視診→聴診→打診→触診の順序で行う。
- 最初に少し離れて上から視診を行い，膨隆，手術痕，皮疹，腸蠕動などを観察するが，続いて，少し近づいて横からも視診して評価する。
- 腸蠕動音は消失している時には1ヵ所でよいので5分ほど聴診を続けることが推奨される。血管雑音は図のように7ヵ所を聴取する（図3-12）。剣状突起と臍を結ぶ正中線の左側を大動脈が走るが，剣状突起と臍の中点あたりで腎動脈が左右に分岐して，臍の部分で総腸骨動脈が分岐する。腹部大動脈と腎動脈は深い部分にあるので，聴診器を少し押し込むようにして聴取する。大腿動脈は浅い部分にあるので軽く聴診器を当てる。
- 打診と触診時には声かけを頻繁にし，できるだけ腹壁の緊張をとる。どこが痛いかを聞いて，自分で指し示してもらい，そこは最後に診察する。診察により，痛みが出るようならば，すぐに告げるように指示する。
- 腹部の打診では鼓音，濁音，半濁音の領域の評価をして，消化管の拡張，腹水，腫瘤などの有無を推測する。少しでも痛みがある部位はその時にあまり叩かず，触診後に必要があれば苦痛に配慮しながら再評価する。

② 高齢者

- 右鎖骨中線上の打診で濁音の範囲を調べて肝縦径を評価するが，鎖骨中線上で12cmまでを正常とする（図3-13）。
- Traubeの三角部（第6肋骨，肋骨弓，前腋下線に囲まれた部位）の打診で脾腫のスクリーニングをする（図3-14）。
- Traubeの三角部の上に手を置き，その手を拳で叩き痛みが惹起されるかどうかで脾臓の叩打痛を評価する。肝臓の叩打痛はTraubeの三角部と左右対称の位置に手を置き，同様に拳で叩いて調べる。
- まずは浅い触診で，腹壁の圧痛や柔らかさを評価するが，この時のポイントは患者の緊張や恐怖感や痛みによる随意的な筋性防御ができるだけ出ないように，声かけを頻繁にして愛護的に丁寧に行い，腹膜刺激症状による不随意収縮である筋強直の有無を正しく評価することである。
- 浅い触診では，ベッドサイドの椅子に腰掛け，患者の腹部に手首を伸ばしたままそっと片手を置き，指先から掌にかけてわずかに圧力をかけて腹壁の緊張を感じ取るが，自分の掌を患者の腹壁の感覚になじませる感じで少しずつ力を入れていく。例えていうと，焼き立ての食パンに指の痕をつけないようにしながらパンの柔らかさを確かめる程度の感じがよい（第2章⑤腹部図2-36を参照）。
- 中程度の触診に移る。立位になり，利き手にもう片方の手を添えて軽く力をかけていくが，その手でのみ圧力をかけ，利き手ではほとんど圧力をかけずに感じることに専念する。痛みの場所，腫瘤，硬結，拍動などの程度と位置をざっと把握する。
- 深い触診では，立位でベットサイドにさらに近づき，ほぼ真上から利き手と反対の手を添えて，少しずつ圧力をかけていき，ゆっくりと確実に深い部分まで利き手を到達させる。最深部到達時に痛みがないかもう一度聞き，そのまま押しながら引いてくる。この時に腸管，便塊，腫瘤などを指先で感じる（第2章⑤腹部図2-37を参照）。
- 腹膜刺激症状の有無は，筋強直の評価に加えて，腹壁を軽く指で打診して腹壁を振動させた時の鋭い痛みであるtapping painの有無で評価する。以前よく現場で行われていた，圧痛部位に一度手指を押し込んでから直ちに指を離して，腹壁を振動させた時の鋭い痛みの有無で腹膜刺激症状を確認するrebound tendernessは，患者に過剰な苦痛を与える可能性があり，行わないほうがよい。
- 下腹部の疼痛を訴える場合は，鼠径部まで皮膚を露出して鼠径ヘルニアの有無を確認する。臥位で不明でも立位にして腹圧がかかると腹壁から突出してくることも多いので，その場合は立位の診察も加える。
- 直腸診は通常Sims（シムス）位で行うが，羞恥心と不安感に十分に配慮して，声かけや適切なタオルの使用などに工夫をして施行する（図3-15）。
- まずは肛門周囲の汚れ，出血，皮疹，痔核の有無などの視診が大切である。
- 直腸診では直腸内の圧痛，腫瘤の有無，前立腺の触診，手袋についた便や粘液の色などの評価を行うが，高齢者の場合は肛門括約筋の機能や直腸内の便塊の有無など排泄機能に関連する評価も重要である。

第3章 身体診察の年齢による変化

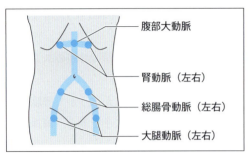

図3-12　血管雑音の聴診部位（7カ所）

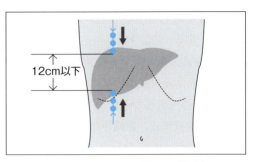

図3-13　肝臓の打診（肝縦径の推定）

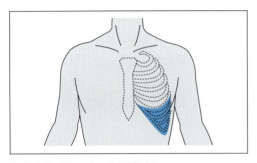

図3-14　Traubeの三角部

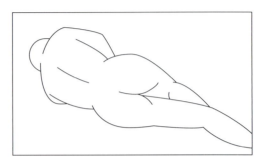

図3-15　直腸診の体位（Sims位）

≫ 異常所見の記載例

・左鼠径部に圧痛あり，臥位では不明であるが立位で同部位に腹壁から突出する腫瘤あり。
・右下腹部全般に強い圧痛あり，筋強直とtapping painも伴う。
・直腸診の視診で肛門近傍の3時の方向に直径1cmの腫瘤を認め，圧痛あり。直腸内部は肛門輪から約6cmの背側部に表面やや不整で可動性が乏しく圧痛のない腫瘤を触知する。

知っておくと理解が深まる

・皮疹は薬疹や各種の内科的疾患と関連がある病態の可能性を示唆し，特に背部から側腹部にかけての帯状に集簇した水疱を伴う皮疹があれば，帯状疱疹を考える。
・皮膚が乾燥して光沢がなくなり，ときにひび割れを起こすドライスキン（老人性乾皮症）は高齢者に一般的によくみられるが，表皮角層の皮質や保湿因子が欠乏するため，特に低湿度になる冬季に痒み刺激に敏感になり，掻き傷による皮膚の糜爛などに注意する。
・大きな手術痕があれば，侵襲性の高い開腹術の既往を示し，癒着による麻痺性のイレウスなどを起こす可能性も示唆される。
・真横から腹部を視診して，臍から臍上部が膨隆していれば小腸の拡張，全体的に膨隆していれば大腸の拡張。側腹部にも膨隆していれば多量の腹水か皮下浮腫，恥骨から臍のラインが

膨隆していれば緊満した膀胱を示唆する。
・心窩部から細部にかけての正中やや左側の雑音は大動脈の動脈硬化による変化を示唆するが，大動脈瘤の診断そのものには影響を与えない。
・腎動脈の血管雑音は腎動脈狭窄を示唆するが，収縮期と拡張期の両方に聴こえる場合は腎性高血圧の可能性が極めて高くなる。
・Traubeの三角部の打診で鼓音であれば脾腫は否定的であるが，濁音であっても必ずしも脾腫があるとは限らず，大腸の脾彎曲部に便塊があることにより濁音を呈する場合もある。
・触診で圧痛が特に一本の指で示せるほどに限局している場合は，point tendernessと呼ばれ，特に胃潰瘍，十二指腸潰瘍，肋骨骨折などにみられる。
・直腸診で3時，7時，11時の方向は血流の関係により内痔核が発生しやすいので注意が必要である（図3-16）。

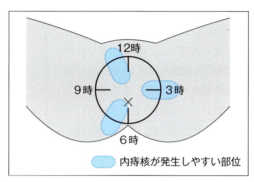

図3-16　肛門の部位の表記

こんな時に役立つフィジカルアセスメント

> 症例 4
> 76歳，女性。既往に脳梗塞と認知症あり。昨日からの下痢と発熱で日勤帯に救急搬送されたが，既往のためコミュニケーションがとりづらく，腹痛も特に訴えず，急性胃腸炎の診断で入院。入院後深夜に唸り声がするので訪室すると，腹部診察で右下腹部の腹壁が左に比べて固く筋強直あり，さらに，圧痛ははっきりしなかったが同部位の打診で苦痛の表情を浮かべたのでtapping painありと考え，腹膜刺激症状陽性で何らかの原因による腹膜炎があると判断して，主治医に連絡した。画像診断で虫垂炎と診断され，緊急手術となった。

・右下腹部の筋強直に加え，tapping painありで腹膜刺激症状陽性と判断。

第3章 身体診察の年齢による変化

神経診察・四肢

ポイント

- 意識状態に問題があり，評価が難しい時には，指示は入るが他の機能障害のためにその行為ができないのか，そもそも指示が入っていない可能性があるのかを可能な限り評価し，区別して記載する。
- 加齢に伴う筋量の減少と筋力低下（サルコペニア）を評価する。
- 反復唾液嚥下テストなどで嚥下機能の評価も行う。

正常所見記載例

GCS E4V5M6，MMSE 30点。両側瞳孔径4mm。対光反射正。対座視野正常。眼底異常なし。眼球運動異常なし。顔面の触覚異常なし。咬筋異常なし。額のしわ寄せ異常なし。まつ毛徴候なし。口輪筋の動き異常なし。指のこすり合わせ音は耳介から30cmの距離で両側聴取可能。Weber試験異常なし。軟口蓋と硬口蓋の動き異常なし。舌の偏位なし。僧帽筋筋力左右差なし。上肢バレー試験正常。下肢バレー試験正常。手指振戦なし。指鼻指試験正常，握力右35kg，左32kg。通常歩行可能で歩行速度2m/秒。継ぎ足歩行可能。ロンベルグ徴候異常なし。姿勢保持反射正常。四肢に温痛覚・触覚低下なし。両側脛骨内果で音叉による振動覚低下なし。両下肢第一趾の位置覚低下なし。両側上腕二頭筋・上腕三頭筋・腸腰筋・大腿四頭筋・大腿屈筋・腓腹筋・前脛骨筋のMMT（manual muscle test）はすべて5/5。深部腱反射は両側上腕二頭筋腱・上腕三頭筋腱・腕橈骨筋腱・膝蓋骨筋腱・アキレス腱すべて正常。両側バビンスキー反射なし。四肢浮腫なし。手背ツルゴール正常。

簡略版

意識清明で認知機能低下なし。
脳神経系異常なし。
感覚麻痺なし。
運動麻痺なし。
小脳機能異常なし。
深部腱反射異常なし。
通常歩行可能。

フィジカルアセスメントの基本手順

神経診察の診察は記載が膨大となるので，基本的な診察方法に関しては，第2章⑨神経系を参照していただき，高齢者の診察で特に注意すべき部分のみを以下に記載する。

・認知症，難聴，せん妄状態などの場合には指示が入らないことが多く，その時は「所見なし」や「不可」などの記載ではなくて「指示が入らないため評価不能」と記載する。
・改訂長谷川式簡易知能評価スケール（HDS-R）やMini-Mental State Examination（MMSE）で認知機能の評価を行う。

② 高齢者

- 嚥下機能に関連する顔面神経下部（口輪筋），舌下神経，舌咽・迷走神経の簡便な評価として「パピプペポ」「ラリルレロ」「ガギグゲゴ」を大きな声で発声させる。
- 嚥下機能に関する評価として，反復唾液嚥下テストを行う。指腹を患者の喉頭隆起に置いて唾の空嚥下を指示し，嚥下と共に起こる喉頭の挙上運動を確認するが，30秒間に何回できるかを測定する。
- 歩行のパターンを観察し，サルコペニアの評価として歩行速度と握力を測定する。
- 脛骨前部に利き手の第一指から第三指をゆっくりであるが患者が苦痛を訴えない程度に強く押し当てて，浮腫の評価をする。
- 手背の皮膚をつまみ上げて皮膚の戻る時間をみることにより，皮膚のツルゴールを調べる。

》異常所見の記載例

> - 歩行の速度は0.7m/秒程度で，倒れることはないが両足を開き左右に体を揺らしながらの動揺歩行で不安定。
> - パ行は明瞭に発声できるが，「ラリルレロ」「ガギグゲゴ」が明瞭に発声できず，反復唾液嚥下テストは30秒間に1回のみ可能。

知っておくと理解が深まる

- 入院中のせん妄は夕方から夜間に出ることが多く，午前中からのせん妄は原疾患の悪化や別の病態の関与を示唆する。
- 白内障の進行した患者はレンズの濁りにより，光が届きにくく，対光反射が消失することがあるが，術後の患者でも左右の瞳孔径が異なったり，虹彩の癒着により対光反射が消失または緩徐になることがある。
- 静かな部屋で耳介から30cm離れた指こすりの音が聴こえなければ約30dbの聴覚障害ありとするが，通常30db以上の聴覚障害で日常生活に支障が出ることから，その評価が重要となる。
- 反復唾液嚥下テストで30秒間に3回以上唾液の空嚥下ができなければ，嚥下反射の随意的な惹起能力の低下があり，嚥下機能の低下が示唆される。
- サルコペニアは75歳以上の後期高齢者の30〜50％に達するといわれ，生活機能の低下や転倒のリスクとなるが，歩行速度と握力でスクリーニングをかけることが可能で，歩行速度が0.8m/秒より速く，利き手の握力が男性で26kg以上，女性で18kg以上であればサルコペニアの状態ではないと判断する。この基準から外れればサルコペニアの可能性がある（図3-17）[1]。

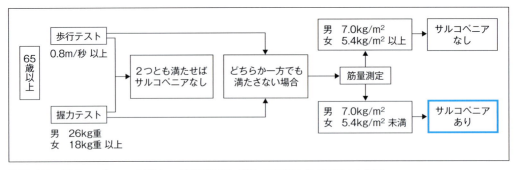

図3-17　サルコペニアの判定：筋量測定に際してDXA法を用いた場合

（文献1より引用改変）

- 歩行姿勢をみて，ぶん回し歩行なら脳血管障害などの片麻痺，小刻みで直進的な歩行ならパーキンソン症候群，小刻みだがつま先が開いて左右の足の感覚が広いなら正常圧水頭症，動揺性歩行なら小脳失調などの疾患の可能性を考える。
- パーキンソン症候群でもパーキンソン病は非対称性の振戦が初発に出てくることが多いが，薬剤性のパーキンソン症候群は対称性に症状が出現し，脳血管性のパーキンソン症候群では振戦は目立たず，下半身の歩行困難で発症することが多い。
- 脛骨前部の浮腫は10秒強く押し当てて陥没する程度を評価するが，すぐに陥没が戻れば非圧痕性浮腫でリンパ性浮腫や甲状腺機能低下症による浮腫を考え，40秒以内に回復してくれば，低アルブミンによる浮腫が示唆され，40秒以上かかれば心不全などの病態が関連することが示唆される。
- 皮膚をつまみ上げてから戻る時間が2秒以上かかれば，皮膚のツルゴールが低下しており，脱水状態の可能性がある。

こんな時に役立つフィジカルアセスメント

> 症例5　82歳，男性。脳梗塞の既往あり。肺炎で入院し，本人と家族は普通の食事がむせなく食べれると主張していたが，ベッドサイドで看護師が評価をすると，「ガギグゲゴ」行の発声が不明瞭であり，反復唾液嚥下テストで30秒間に2回の空嚥下しかできず，主治医に連絡をして，食事形態の見直しと嚥下機能評価の上での嚥下訓練が開始となった。

- 「ガギグゲゴ」の発声が不明瞭であり，反復唾液嚥下テストで30秒間に3回以上の空嚥下ができなかったので，嚥下機能低下と判断。

文献

1) Sanada K, Miyachi M, Tanimoto M, et al. A cross-sectional study of sarcopenia in Japanese men and women: reference values and association with cardiovascular risk factors. Eur J Appl Physiol. 2010 ; 110 : 57-65.

第4章
状況に応じた身体診察

① 救急・集中治療室
② 在宅医療

① 救急・集中治療室

はじめに

　救急医療や集中治療では，すぐに対応しなければならない異常を素早く把握する必要があり，それがABCDEであり生理学的所見である．バイタルサインはABCDEの異常を数値で表現したものであるが，バイタルサインを測定しただけでは異常を把握したことにならないことに注意が必要．ABCが安定していれば，ある程度の時間をかけて全身を把握することが可能になる．

ポイント

- まず，生理学的所見としてABCDEで緊急性を評価する．
  A（Airway：気道）
  B（Breathing：呼吸）
  C（Circulation：循環）
  D（Dysfunction：神経系）
  E（Exposure and Environment：全身観察と保温）
- 同時にバイタルサインを測定しABCDEを数値で表現する．
- 次に，解剖学的所見として頭から足まで全身を評価する．
- 重症患者では，主訴に関連したもののみならず，全身を把握する．

救急外来で

　軽症患者で主訴を解決する方針で対応するなら，日常診療と同様であり別項を参照する．
　重症患者では，まず生理学的所見としてABCDEで緊急性を評価し，バイタルサインを測定して数値で表現し，救急検査と救命治療によりABCの安定化を図る．次いで解剖学的所見として頭から足まで全身を評価するとともに病歴などを確認する．

① 救急・集中治療室

正常所見記載例

ABCDE所見

A：気道開通，会話可能で見当識あり
B：呼吸困難なし，呼吸数（RR）12/分，SpO_2 99%（room air）
C：ショックなし，脈拍数（PR）72/分，整，血圧（BP）120/80
D：意識晴明・GCS E4V5M6，麻痺なし，瞳孔左右同大 3mm・対光反射迅速
E：外表異常なし，体温（BT）36.5℃

全身の所見

頭蓋部異常なし，顔面左右差なし
眼瞼結膜は貧血様でない，眼球結膜に黄染なし，
瞳孔左右同大 3mm・対光反射迅速，眼球運動障害なし，視力良好，複視なし
左右耳分泌物なし，聴力障害なし，鼻分泌物なし，
口腔粘膜湿潤，舌偏位なし，咽頭発赤なし
左右頸動脈血管雑音なし・左右頸動脈触知良好
左右頸部リンパ節腫脹なし，左右腋窩リンパ節腫脹なし
項部硬直なし
胸郭の動き左右差なし，呼吸音左右清，
心雑音なし，心拡大なし，心窩部血管雑音なし
腹部平坦・軟，腸雑音正常，肝脾腫なし
会陰部異常なし
左右大腿動脈触知良好，鼠径部リンパ節腫脹なし
左右脛骨前浮腫なし
両側橈骨動脈触知良好
神経学的局所所見なし

集中治療室で

　集中治療室において，気管挿管され人工呼吸器を装着している患者のフィジカルアセスメント記載例を示す。ただし，気管挿管されていれば，多くの場合で患者監視装置（心電図・SpO_2などのモニター）が装着されているので患者にアプローチする時に最初にみており，さらに，鎮静薬が静脈内に持続投与され・経鼻胃管が留置され胃減圧され・尿道カテーテルが留置され時間尿量が測定されているので，聴診や触診の前にモニターの数値やチューブ類をチェックしているはずである。また，本来は臓器不全・外傷・術後など治療されている部分があるはずだが，その記載が省略されていることに留意すること。

第4章 状況に応じた身体診察

正常所見記載例

○歳の男性
○○○○○で入院3日目

ABCDE所見
A：経口気管挿管（ID 8.0mmカフ付き口角23cm固定），閉塞なし
B：人工呼吸器（SIMV, FiO$_2$ 30%, PEEP 5cmH$_2$O, PS 7cmH$_2$O, TV 450mL, f 12回/分）の人工呼吸条件下で，呼吸平静，RR 12/分，SpO$_2$ 99%，ETCO$_2$ 40mmHg，自発呼吸なし，聴診で呼吸音左右良好で清，気管吸引で気道分泌物は透明で微量。
鎮静薬○○○○○持続静脈内投与○mg/時でRASS-1。
C：昇圧薬・降圧薬を使わない状態で，BP 120/80，HR 80/分，整，
皮膚に蒼白なし・冷感なし・浮腫なし。
心拡大なし，心雑音なし。
Inは，細胞外液型輸液 100mL/時＝2,400mL/日
Outは，尿量60mL/時＝1,440mL/日・淡黄色・混濁なし
排便1回・茶色軟便中等量，
経鼻胃管排液は200mL/日・淡黄色。
D：意識レベルE4VTM6，前述の鎮静でRASS-1。
顔面四肢に麻痺を認めず
瞳孔左右同大 3mm・対抗反応迅速。
E：外表所見なし。BT 36.5℃。

全身の所見
頭蓋部異常なし，顔面左右差なし
眼瞼結膜は貧血様でない，眼球結膜に黄染なし，
左右耳分泌物なし，聴力障害なし，鼻分泌物なし，
口腔粘膜湿潤，舌偏位なし，咽頭発赤なし
左右頸動脈血管雑音なし・左右頸動脈触知良好
左右頸部リンパ節腫脹なし，左右腋窩リンパ節腫脹なし
項部硬直なし
胸郭の動き左右差なし，呼吸音左右清，
心雑音なし，心拡大なし，心窩部血管雑音なし
腹部平坦・軟，腸雑音正常，肝脾腫なし
会陰部異常なし
左右大腿動脈触知良好，鼠径部リンパ節腫脹なし
左右脛骨前浮腫なし
両側橈骨動脈触知良好
神経学的局所所見なし
気管挿管・経鼻胃管異常なし
静脈カテーテル異常なし
尿道カテーテル異常なし

① 救急・集中治療室

>> 簡略版

> ABCDE異常なくバイタルサイン安定
> 全身状態安定

>> フィジカルアセスメントの基本手順

1．準備
①救急車で搬入される重症患者では，救急隊からの事前情報を参考に受け入れ準備をする。
②安全を確保し，標準予防策はもちろん，汚染や感染に配慮して患者にアプローチする。
③酸素投与・静脈路確保・モニター装着は，ほとんどの重症救急患者に受け入れ時に行われる。

2．第一印象
①患者に呼びかけ反応を観察し，気道閉塞・呼吸困難・ショック・意識障害の有無を判断。
②返答があり会話が成立するなら，気道は開通・呼吸あり・意識レベルは良いことが多い。
③返答がなければ，原因が気道・呼吸・循環・意識や麻痺・その他のどこか印象を掴む。

3．ABCDEアプローチ
A（Airway）
・気道閉塞など窒息の危険があれば，口腔吸引・下顎挙上法・エアウエイ・気管挿管などで気道確保する。

B（Breathing）
①呼吸困難があれば，まず酸素を投与する。
②視診で変形や外傷・胸郭腹壁の動き・呼吸補助筋の動き・陥没呼吸・フレイルチェストなどの有無を観察。
③聴診で左右の呼吸音を観察し，触診や打診で気管偏位・皮下気腫・肋骨骨折・気胸や胸水の有無を観察。

C（Circulation）
①ショックであれば，まず静脈路を確保し初期輸液を開始する。
②モニター装着を確認しバイタルサインを再確認する。
③視診で顔面や手足の皮膚に蒼白・冷汗はないか，変形・外傷・外出血はないか観察。
④聴診で頸動脈血管雑音・心雑音を観察。
⑤触診で末梢動脈拍動を観察，手足の冷感・浮腫を観察。

D ［Dysfunction of CNS（central nervous system）］
　　　①意識レベルを判定。
　　　②手足の動きで麻痺の有無を観察。
　　　③左右の瞳孔径・対光反応を観察。
　　E（Exposure and Environment）
　　　①全身の外表所見を観察。
　　　②保温に留意し，体温測定。

4．バイタルサイン再確認
　体温（BT），血圧（BP），心拍数（HR），呼吸数（RR），JCS/GCS，酸素飽和度（SpO_2）。

5．発症や受傷の様子，既往歴など
　（AMPLE病歴）
　A（Allergy：アレルギー）
　M（Medication：常用薬）
　P（Past history：既往歴）
　L（Last meal：経口摂取）
　E（Event：発症や受傷）

　AMPLE病歴は，救急外来や外傷対応で用いられる情報伝達形式で，患者や家族との病歴聴取や医師や救急隊員との情報共有でも用いられ，診療に際して必ず確認しておくべき基礎情報である。最終経口摂取は気管挿管などに際し誤嚥や窒息のリスクとなるフル・ストマック（胃膨満）を評価するのに必要な情報である。女性患者では最終月経（last menstrual period）も確認するべきである。

① 救急・集中治療室

6．全身の所見：身体の各部位において，以下の所見の有無を確認する（図4-1）

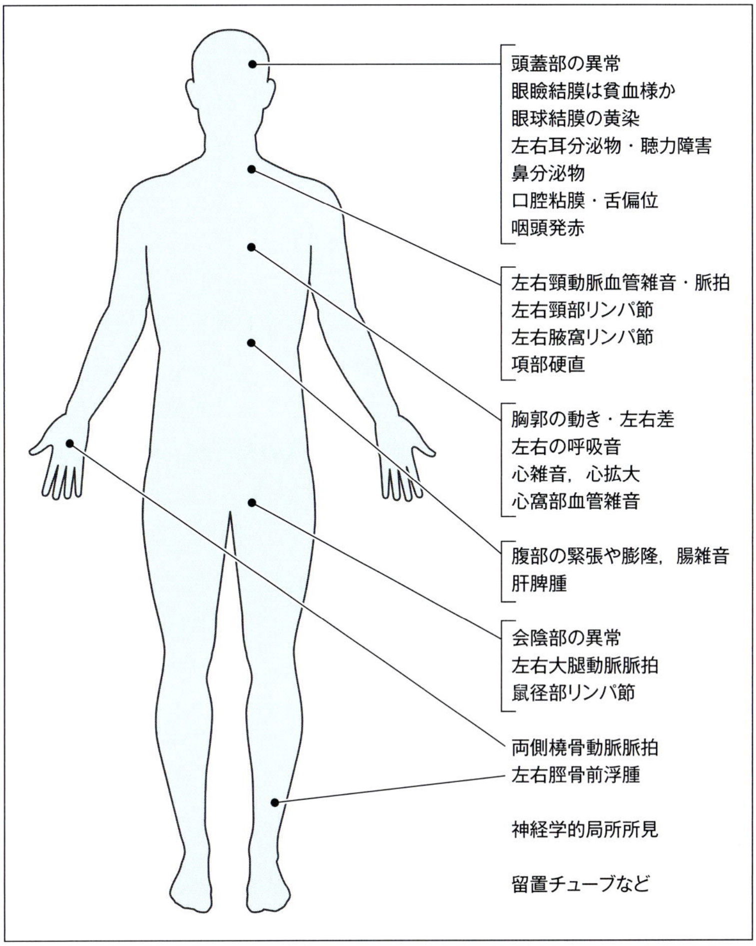

頭蓋部の異常
眼瞼結膜は貧血様か
眼球結膜の黄染
左右耳分泌物・聴力障害
鼻分泌物
口腔粘膜・舌偏位
咽頭発赤

左右頸動脈血管雑音・脈拍
左右頸部リンパ節
左右腋窩リンパ節
項部硬直

胸郭の動き・左右差
左右の呼吸音
心雑音，心拡大
心窩部血管雑音

腹部の緊張や膨隆，腸雑音
肝脾腫

会陰部の異常
左右大腿動脈脈拍
鼠径部リンパ節

両側橈骨動脈脈拍
左右脛骨前浮腫

神経学的局所所見

留置チューブなど

図4-1　フィジカルアセスメントの基本手順

代表的疾患でみられる症状・徴候・局所所見

1．窒息

　胸腔外の気道狭窄では吸気性の呼吸困難となり吸気相延長と吸気時喘鳴を呈し，胸腔内の気道狭窄では呼気性の呼吸困難となり，呼気相延長と呼気時喘鳴を呈することが多い。気道異物による窒息で，異物が固体なら気道狭窄と似た呼吸雑音を呈し，異物が液体なら気道分泌物増加と似た呼吸雑音を呈するが，誤嚥を起こしやすい高齢者などでは症状や所見を呈さないこともある。

　窒息しそうな時には，呼吸困難・苦悶顔貌・呼吸雑音・チアノーゼなどを呈する。

　窒息してしまった直後には，呼吸ができず呼吸雑音は消失し，苦しがってシーソー呼吸やチアノーゼを呈し，顔面うっ血をみることもある。窒息からしばらくすると意識がなくなり，呼

吸努力が消失し，やがて心肺停止に至る。

2．喘息・心不全の急性増悪

喘息発作や心不全急性増悪は胸腔内の気道狭窄を起こし，呼気性呼吸困難となり呼気相延長と呼気時喘鳴を呈する。慢性的に呼気性呼吸困難が続くと，経年変化として胸郭拡大・横隔膜平低化に至る。

3．循環血液量減少性ショック

急性の循環血液量減少では，交感神経系緊張状態となり心臓では頻拍を呈し，末梢血管は収縮して皮膚の血流が減少し末梢チアノーゼ・冷感・冷汗を呈する。代償機能が破綻して血圧が低下すると末梢循環はさらに増悪する。腎血流量が減少すると尿量は減少し，脳血流量が減少すると意識障害となる。小児では皮膚の張り低下で脱水の程度が表現されることがある。

4．意識障害

深昏睡では痛み刺激に反応しないが，意識清明と深昏睡との間の意識レベルにはさまざまな段階がある。意識レベルにはさまざまな段階があり，JCS（Japan Coma Scale）やGCS（Glasgow Coma Scale）で表現される。意識障害の原因には，脳幹の局所性障害・大脳の広範性障害・脳幹や大脳を含む全身性障害などさまざまな障害が考えられ，脳幹の機能を評価するのに瞳孔・脳神経反射・自発呼吸などを観察する。

5．発熱

感染症を疑う場合は，呼吸器・消化器・泌尿生殖器・心血管系の評価を行う。呼吸器感染を疑い，鼻閉・鼻汁，咽頭発赤・頸部リンパ節腫脹，咳嗽・喀痰，呼吸雑音などがないか観察する。消化器感染を疑えば，悪心・嘔吐，腹痛・下痢・便の性状，腹膜刺激症状・マーフィー徴候・肝脾腫などをチェックする。泌尿生殖器感染なら，尿混濁・排尿困難，背部叩打痛，会陰部の発赤腫脹・泌尿生殖器からの異常な分泌物などをみる。心血管系では，心雑音の変化，血管内カテーテルの長期留置・刺入部の変化も観察する。

頻度の高い感染症として，呼吸器感染・消化器感染・泌尿生殖器感染・心血管系での感染症がある。発熱が感染症を原因とするのか，外傷・熱傷・急性膵炎・暑熱を原因とするのか，判断するには病歴・症状・所見・検査結果などを総合的に判断する必要がある。

① 救急・集中治療室

> ### ABCDEとバイタルサイン
>
> 急変時に，「バイタルサインは？」と問われ，慌てて血圧測定して「血圧測定できません」と返答することになる場合がないだろうか？　急変時の対応として最初に行うべきは，バイタルサインを測定することではなく，ABCDEへの対応である。
>
> バイタルサインには，体温・脈拍数・血圧・呼吸数があり，意識レベル・SpO_2などを含める場合もある。このバイタルサインは，ABCDの状態を客観的な数値として表現したものである。ABCDEに異常がなければバイタルサインは安定しているはずである。
>
> しかし，バイタルサインに異常がなければABCDEが安定しているとは限らない。
>
> 例えば，気道閉塞した直後の患者は，苦しがって血圧上昇・脈拍増加・呼吸数増加を呈する。バイタルサインが良いとみて苦痛に対し鎮静薬を投与すると，途端に心停止に至る可能性があり，避けなくてはならない。
>
> バイタルサインだけで患者の状態を表現できていると考えてはならない。むしろ，ABCDEに異常があるかないかを観察し，それを客観的な数値で表すものとしてバイタルサイン測定を追加すると考えたほうが安全である。
>
> 正常所見の簡略版として「ABCDE異常なくバイタルサイン安定」と表現することで，緊急に介入する必要はなく落ち着いていることが表現できる。

こんな時に役立つフィジカルアセスメント

症例 1　50歳，男性。病院の外来待合で，突然に胸痛を訴え意識を失って倒れた。

- 患者さんが倒れ反応がなければ，急変対応の人員・物品・除細動器（AEDを含む）を集める。胸郭の動きで呼吸を観察し頸動脈の拍動を触れ，呼吸と脈拍がなければ胸骨圧迫を開始する。呼吸と脈拍があれば，さらにフィジカルアセスメントを追加する。
- 呼吸困難があって窒息しそうなら，用手的気道確保で舌根沈下を防ぐか，吸引で気道分泌物を除去するか，窒息の原因となっている気道異物を除去すべく胸骨圧迫を行うか，とにかく気道確保を行うことになる。呼吸が不十分ならバッグバルブマスクで呼吸を補助したり酸素を吸入させたりする。
- 頸動脈の脈拍はしっかり触れるのに橈骨動脈の脈拍が弱ければ，循環血液量減少性ショックや心原性ショックを疑わせるが，皮膚の蒼白・冷汗・末梢チアノーゼなどはショックの可能性を支持する所見となり，内出血・外出血・心機能低下が示唆される。橈骨動脈の脈拍が弱いのに皮膚が温かく末梢静脈が拡張していれば，神経原性ショックや血液分布異常性ショックを考える。橈骨動脈の拍動が左右で異なれば，大動脈解離を疑わせる。
- ABCのフィジカルアセスメントを簡単にしただけで，このように病態が考えられ，検査や治療の方針が導かれるのである。

✅ 関連する特定行為区分

- ☐ 呼吸器（気道確保に係るもの）関連
- ☐ 呼吸器（人工呼吸療法に係るもの）関連
- ☐ 胸腔ドレーン管理関連
- ☐ 腹腔ドレーン管理関連
- ☐ 栄養に係るカテーテル管理（中心静脈カテーテル管理）関連
- ☐ 動脈血ガス分析関連
- ☐ 栄養及び水分管理に係る薬剤投与関連
- ☐ 感染に係る薬剤投与関連
- ☐ 循環動態に係る薬剤投与関連
- ☐ 精神及び神経症状に係る薬剤投与関連

② 在宅医療

はじめに

在宅医療の現場において訪問看護の重要性が増している。チーム医療の中で中心的な存在である看護師が的確な情報収集とフィジカルアセスメントをすることがすべての出発点となる。ここでは4つの症例からフィジカルアセスメントがどのように役立つのか紹介したい。

全体のポイント
- 環境（家族，介護者や多職種）を含めた情報収集。
- 限られる検査機器の中で活きてくる身体所見。
- 全身や部分的な変化をどう把握し記録し共有するか。

フィジカルアセスメントの基本手順
・情報収集（医療面接）は最も重要で，本人に尋ねるだけでなく，介護者（家族）からの情報を聞き漏らさないこと。
・バイタルサインをとりながら，全身状態を把握し，全身を局所的に診察していく。
・順番に関しては，胸部→腹部→四肢→皮膚→顔面・頭部など，自分なりのルーチンの順番をもつと漏れが少なくなる。

こんな時に役立つフィジカルアセスメント

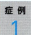
93歳，在宅医療を受けている女性。認知症の診断を受けてから7年目。食事，入浴，移動すべてに介助が必要な状態で，日中はデイサービスなどを利用しながら，嫁が介護し在宅療養を続けてきた。「今日はなんだか元気がなく朝食も摂れなかったんです」「咳はしてるけど，熱もないし，迷っているのですが，念のためデイサービスも休みにしたほうがいいでしょうか？」嫁が心配して訪問看護師に電話相談をしてきた。看護師はデイサービスを休みにすることを勧め，自宅を訪問することにした。
病歴：7年前に病院の物忘れ外来を受診しアルツハイマー型認知症と診断される。2年前から在宅医療を受けている。1年前に誤嚥性肺炎で入院歴がある（要介護3）。
サービス：月に2回の訪問診療のほか，月4回の訪問看護，週3回のデイサービス，介護用ベッドと車いす，スロープをレンタルしている。

ポイント

- 「なんだか元気がない」「食欲がない」は高齢者にはよくある主訴。
- 全身の漏れのないフィジカルアセスメントが重要である。
- 環境（家族，介護者含め）の情報も得ることが大切。

記載所見

全　体：ベッド上で小柄な女性が寝ている。痩せている。看護師訪問中も湿性咳嗽が継続している。痰は出せていない。
ＶＳｓ：BP 128/64, PR 112/分, RR 20/分, BT 36.9℃
頭　部：扁桃肥大なし，口腔内の咽頭発赤ないが，食物残渣あり
頸　部：項部硬直なし，頸部リンパ節触知せず
肺　音：右下肺に水泡音聴取，喘鳴聴取せず
心　音：Ⅰ音・Ⅱ音聴取　Ⅲ音・Ⅳ音なし　心雑音なし
腹　部：平坦・触診で軟，圧痛なし，反動痛なし
四　肢：下腿・足背浮腫なし
神　経：意識清明・時間・場所・人に対して見当識障害あり
情報①：デイサービスでは食事（経口摂取）が約1時間かかりむせることもある。昨日のデイサービス利用中は37℃台の発熱があった。
情報②：70歳代の息子は3ヵ月前にがんで死亡。嫁が1人で農業と介護を担っている。

簡略版

S）嫁より：元気がない，食欲がない
O）BP 128/64,
　PR 112/分,
　RR 20/分,
　BT 36.9℃
口腔内に食物残渣あり
右下肺に水泡音聴取
A/P）肺炎疑い/在宅医に連絡し入院検討

その後の経過

看護師は経過と身体所見から（誤嚥性）肺炎を疑い在宅医に連絡。往診して同じく肺炎の疑いで治療が開始となる。採血や喀痰培養なども行い抗菌薬開始。第2病日37.6℃まで体温上昇。その後は水分も摂れなくなり，全身状態も悪化。在宅での点滴治療などの選択肢も提示したが，本人，家族は入院を希望し病院へ搬送。

> **Tips**
> 高齢者の発熱のない肺炎は珍しくない。フィジカルアセスメントのほか，これまでの病歴，経過，周囲からの情報収集が重要である。診断され治療方針が決まると，療養場所の選択が必要になり，在宅を選択された場合は，介護する家族への配慮も必要である。例えば，肺炎予防に口腔ケアは欠かせず，是非指導したいケアの1つである。実際，身体所見で口腔汚染を認めたとしても，状況（今回は息子が亡くなったばかりで嫁に精神的にも肉体的にも余裕がなかったこと）により負担になりすぎないような指導が大切である。

② 在宅医療

> **症例2**　85歳，在宅医療を受けている女性。4点杖を使いながらなんとか家の中を移動し一人暮らしを継続している。変形性膝関節症のためタクシーと杖歩行で整形外科に通っていたが，1年前に通院が難しくなり訪問診療が開始となった。全身状態は安定しているので訪問診療は月に1回，訪問看護は月に2回で24時間対応となっている。「ぶつけてないのに腰が痛いんだよ。昨日から，左側だけ」と本人から連絡があり看護師が訪問した。

▶ポイント
- 「腰が痛い」も日常的なよくある高齢者の主訴である。
- 着衣を脱がして丁寧に診察すること。

▶記載所見

全　体	：茶の間の電動昇り降り式座いすに女性が座わっている
意識レベル	：清明で見当識障害なし
ＶＳｓ	：BP 140/74, PR 72/分, RR 12/分, BT 36.9℃
頭　部	：扁桃肥大なし，口腔内の咽頭発赤なし，軽度汚染なし
頸　部	：項部硬直なし，頸部リンパ節触知せず
肺　音	：呼吸音静，喘鳴，水疱音聴取せず
心　音	：Ⅰ音・Ⅱ音聴取　Ⅲ音・Ⅳ音なし　心雑音なし
腹　部	：平坦・触診で軟，圧痛なし，反動痛なし
腰　部	：左腰部に水疱を伴う発疹が集簇，ピリピリした自発痛
四　肢	：下腿・足背浮腫なし
神　経	：意識清明・時間・場所・人に対して見当識なし
情報①	：デイサービスの見学に行ったが「あんなところは嫌だ」と漏らしていた。
情報②	：台所をみると，使い終わった食器が散乱し，カップラーメンなどの始末ができていない。

▶簡略版

- S）左腰が痛い，外傷歴なし
- O）左腰部に水疱を伴う発疹が集簇，ピリピリした自発痛
- A/P）帯状疱疹疑い/抗ウイルス薬投与

▶ その後の経過

看護師は経過と身体所見から帯状疱疹を疑い在宅医に連絡。往診して「帯状疱疹」と診断された。独居であることも考慮し，抗ウイルス薬投与のため病院への入院を勧めたが，本人は頑なにこれを拒否。「死んでもいいんだよ，病院へなんか行かないよ」「この猫たちが路頭に迷うんだよ，かわいそうだと思わないのかい？」と家を離れられない理由を説明した。そこでケアマネジャーも呼んでカンファレンスを開き，①ヘルパーを利用し食事など生活基盤を整えること，②訪問看護も訪問回数を増やし医療的ケアを担うこと，③抗ウイルス薬を服薬すること，④薬は訪問薬剤指導で頼むこと，などが決まった。

> **Tips**
> 高齢者の腰痛はありふれた主訴であるが「湿布でも貼っておけば？」とせず，丁寧に身体所見をチェックする必要がある。今回は帯状疱疹であったが，他にも脊椎圧迫骨折，腎盂腎炎，尿路結石，筋肉痛，カイロによる低温やけど，などが考えられる。特に冬場になると着ているものが多く，下着一枚残して聴診することなどもあるが，痛みなど"いつもと違うこと"があれば，着ているものを全部とって観察することが重要である。

症例3 86歳，在宅医療を受けている女性。脳梗塞後遺症，血管性認知症で寝たきりの状態。脳梗塞発症から8年経過。以前は暴言，暴行，昼夜逆転などのBPSD (behavioral and psychological symptoms of dementia，行動・心理症状) があったが終末期にさしかかっており，現在BPSDはなく穏やか。発語も少なく，問いかけに頷く程度。廃用症候群が進行し1年前から寝たきりの状態。要介護4で全介助の状態。食事はトロミ食で口に運べば咀嚼するが，時々むせるので食事介助は時間がかかる。排泄はオムツ。移動はできずベッド上。介護者は嫁（61歳）。息子も同居しているが，定年後も勤務があってほとんど家にいない。月1回の訪問診療，月2回の訪問看護，週2回のデイサービスを利用している。ある日の訪問看護で，清拭中に背部と上腕部に皮下出血を認めた。すでに数日経過しており処置の必要はなさそうだった。介護者に尋ねてみると「デイサービスでぶつけちゃったんじゃないかしら。ほら，血液サラサラの薬を飲んでるでしょ」とのこと。そういえば前回の訪問時も頭部に外傷の痕があった。すでに痂皮化しており経過観察としたことを思い出した。

▶ ポイント

- 虐待を疑う場合は，全身状態（皮膚所見まで）をくまなく観察することが重要。
- 情報収集もデリケートな問題で，認知症などでコミュニケーションがとりにくい状態でも，本人だけと接する設定を作ってじっくりゆっくり話を聞くことが重要である。

② 在宅医療

▶▶ 記載所見

全　体	自室のベッド上に小柄な女性が寝ている。パジャマは食べ物で汚れている。
意識レベル	開眼している。発語あるが意味のある言葉を発せられない。簡単な質問に「うんうん」と頷いたり首を振ったりはできる。
ＶＳｓ	BP 156/60，PR 68/分，RR 10/分，BT 36.6℃
頭　部	外傷部の痂疲は脱落し治癒，扁桃肥大なし，口腔内の咽頭発赤なし
頸　部	項部硬直なし，頸部リンパ節腫触知せず
肺　音	異常なし
心　音	Ⅰ音・Ⅱ音聴取　Ⅲ音・Ⅳ音なし　心雑音なし
腹　部	平坦・触診で軟，圧痛なし，反動痛なし
背　部	右肩甲骨下付近に7×10cm大の皮下出血
四　肢	下腿・足背浮腫なし，両肘と両膝に軽度拘縮あり，右上腕に手掌大の皮下出血
神　経	右片麻痺があり
情報①	脳梗塞の予防のため抗凝固薬を内服している。
情報②	介護者と患者の関係はあまりよくない。BPSDの介護には苦労させられた。

▶▶ 簡略版

パジャマは食べ物で汚れている。
右片麻痺があり，意思の疎通はやや困難
右肩甲骨下付近に7×10cm大の皮下出血
右上腕に手掌大の皮下出血
（受傷のきっかけは不明）

▶▶ その後の経過

　今回の場合は，関係職種とすぐに連絡をとり，デイサービス中に本人に受傷機転を尋ね「やられたんだよ」との言葉を確認した。同時に介護者にも面談を行い，疲れてないか？と尋ねると「もう疲れた。看れない」「嫁に来た時から苛められてきたんだ」と泣き崩れ，息子も交えて面談しその日からショートステイを利用し，施設入所の方針となった。

> **Tips**
> 脳梗塞後遺症の患者の多くは再発予防の目的に抗凝固薬を内服している。出血しやすいためケアには十分な注意を要する。一方で，不自然な部位の外傷や皮下出血は虐待の可能性を考えなくてはならない。虐待疑いはデリケートな問題であり，直接加害者に話を聞くのは難しいが，受傷頻度が増えている，介護疲れが目立ち精神的に不安定などの場合は当事者の命を守るために緊急介入することもある。最悪の事態にならぬよう，普段から多機関・多職種と密な連携をとり，リアルタイムで情報を共有していく必要がある。

症例 4

74歳，在宅医療を受けている男性。パーキンソン病の診断で，日中はデイサービスなどを利用し，妻が介護し在宅療養を続けてきた。「微熱があって元気がないんです」「寝てばかり」と妻から連絡があり，午前11時訪問看護で患者宅に訪問した。

病歴：5年前に大学病院の神経内科でパーキンソン病と診断された。投薬も受けており，子供たちの手も借りながら，なんとか介護タクシーで通院を継続している。

≫ポイント

- 疾患や病状から（在宅医療ではすでに把握されていることがほとんど）何が起こっているか予測しながらのアセスメントが重要。

≫記載所見

意識レベル：傾眠傾向，呼びかけに開眼するのみ
ＶＳｓ：BP 98/64, PR 102/分, RR 20/分, BT 37.4℃
頭　部：扁桃肥大なし，口腔内の咽頭発赤あり，乾燥あり
頸　部：項部硬直なし，頸部リンパ節触知せず
肺　音：呼吸音左右差なし　異常なし
心　音：Ⅰ音・Ⅱ音聴取　Ⅲ音・Ⅳ音なし　心雑音なし
腹　部：平坦・触診で軟，圧痛なし，反動痛なし
四　肢：下腿・足背浮腫なし　筋拘縮あり
皮　膚：ツルゴール低下あり　全体に乾燥
情報①：昨日はデイサービスから帰宅後，夕飯食べずに寝てしまった。
情報②：布団の中には電気毛布が使われていて温度は「強」になっている。

≫簡略版

S）妻によれば元気がない
O）意識レベル：
　　傾眠傾向，呼びかけに
　　開眼するのみ
BP 98/64,
PR 102/分,
RR 20/分,
BT 37.4℃
皮膚：ツルゴール低下あり
　　　全体に乾燥
A/P）脱水症/補液

≫その後の経過

看護師は経過と身体所見から脱水を疑い在宅医に連絡。脱水のため補液の必要性のアセスメントを伝え補液開始。1号液500mLが終了した頃，発語がみられるようになった。その後排尿もあり，経口摂取できるようになった。電気毛布を中止し脱水予防を家族に指導。

② 在宅医療

> **Tips**
> 高齢者，傷病者の脱水の頻度は高く，事前に対策を立てておくことが重要である。たとえ夏の期間は熱中症や脱水症の対策ができていても，冬期となると本人も家族も脱水症の自覚に乏しい。特にパーキンソン病やレビー小体型認知症の場合に，睡眠障害もあるため水分摂取量が不安定になり脱水になりやすいため予防が重要である。

✅ 関連する特定行為区分

- ☐ 呼吸器（気道確保に係るもの）関連
- ☐ 呼吸器（人工呼吸療法に係るもの）関連
- ☐ 呼吸器（長期呼吸療法に係るもの）関連
- ☐ ろう孔管理関連
- ☐ 栄養に係るカテーテル管理（中心静脈カテーテル管理）関連
- ☐ 栄養に係るカテーテル管理（末梢留置型中心静脈注射用カテーテル管理）関連
- ☐ 創傷管理関連
- ☐ 創部ドレーン管理関連
- ☐ 栄養及び水分管理に係る薬剤投与関連
- ☐ 感染に係る薬剤投与関連
- ☐ 血糖コントロールに係る薬剤投与関連

索引 INDEX

A-Z

PEWS 109, 110

い

意識状態 14, 18

か

介護者 143, 144, 146, 147
解剖学的所見 134
カテーテル 83, 86, 87
関節 66

き

虐待 106, 113, 114, 115
起立性低血圧 116, 117, 118, 119

け

頸静脈（の）怒張 20, 23, 25, 27
頸部リンパ節（の）腫脹 20, 26

こ

呼吸音 28, 30, 32, 33, 34, 35

さ

在宅医療 143, 145, 146, 148

サルコペニア 130, 131

し

視診 37, 51
触診 37, 38, 39, 42, 43, 44, 46, 47, 51, 52
神経学的所見 89, 90, 91, 101, 103

す

髄膜刺激徴候 24

せ

生理学的所見 134
全身状態 14, 15, 18, 19

ち

聴診 37, 39, 42, 46, 47, 48, 51, 53
聴診器 10, 11
直腸診 56

に

乳がん 75, 78, 79, 80, 81
乳房検診 75
尿閉 83, 84, 85, 86
尿漏れ 86, 87
認知症 143, 146

は

パーキンソン病.................. 92, 95, 101, 102
肺音...30
バイタルサイン.................. 14, 15, 18, 134,
　　　　　　　　　　　　　　　137, 138, 141
発達.................................106, 113, 115
バレー徴候 102, 103
反復唾液嚥下テスト.............. 130, 131, 132

ふ

副雑音 31
腹膜炎 56, 57, 58, 61, 65
腹膜刺激徴候 61

り

臨床推論 8, 9, 10

付録 正常所見記載例

≫ 初めてフィジカルアセスメントを行い記載する時

全身所見：ベッド上で座位を保っている，意識清明で見当識良好
バイタルサイン：血圧（BP）132/78，脈拍数（PR）80/分，呼吸数（RR）12/分，体温（BT）36.2℃
酸素飽和度（SpO$_2$）98%（room air）
頭　部：（頭部外表上正常・外傷なし）
　　　　眼瞼結膜蒼白なし，眼球結膜黄染なし
　　　　副鼻腔圧痛・叩打痛なし
口腔内：咽頭発赤なし，扁桃肥大なし
頸　部：項部硬直なし（supple），頸部リンパ節腫触知せず，甲状腺腫大なし
胸　部：肺音：呼吸音静，喘鳴・水泡音・捻髪音聴取せず
　　　　心音：Ⅰ音＋Ⅱ音 正常，Ⅲ音・Ⅳ音聴取せず，心雑音なし
腹　部：平坦，腸雑音の亢進なし，圧痛なし，反跳痛なし，筋性防御なし
　　　　肝臓は右鎖骨中線上10cm（打診／スクラッチ法）
　　　　脾腫なし，腎臓触知せず，腫瘤なし
背　部：肋骨脊椎角（CVA）に圧痛なし・叩打痛なし
四　肢：上肢・下肢の関節可動域正常，ばち状指なし，
　　　　末梢動脈（後頸骨動脈・足背動脈）触知（2＋）左右差なし
　　　　前頸骨部および足背に浮腫なし
神　経：意識清明で協力的，人・場所・時間についての見当識正常
　　　　言語に問題なく歩行は安定
脳神経：第Ⅰ脳神経は検査せず，第Ⅱ-Ⅻ脳神経は正常
運動系：筋量・筋緊張は良好，筋力はすべて5/5
小脳系：急速変換運動・指鼻試験・膝踵試験ともに正常，Romberg試験は閉眼にて平衡良好
　　　　回内試験正常
知覚系：痛覚・触覚・位置覚・振動覚ともに正常
反　射：深部腱反射すべて2＋で左右対称，足底反射は底屈（またはバビンスキー陰性）

病歴や主訴から，特に詳細な局所所見の確認と記載が必要な場合もある（各章参照）。

　胸　部：胸郭の変形なく左右対称
　　呼吸音：吸気：呼気＝1：2
　　　　　　正常気管・気管支・肺胞呼吸音聴取，連続性／断続性複雑音聴取せず，腹膜摩擦音なし，
　　　　　　ヤギ声音（egophony エゴフォニー）聴取せず

　循環器：胸部視診にて心尖拍動・胸壁拍動認めず，触診にて心尖拍動・胸壁拍動触知，左方偏位なし，
　　　　　打診上臥位にて心拡大なし，
　　心　音：Ⅰ音・Ⅱ音正常（Ⅰ音・Ⅱ音の亢進・減弱・分裂なし）
　　　　　　過剰心音（Ⅲ音・Ⅳ音）なし，心雑音聴取せず

　乳　房：皮膚に異常なく・乳房に左右差なし，乳頭に陥没やびらん・潰瘍を認めず
　　　　　発赤なく腫瘤や硬結を触れず，自発痛・圧痛なし
　腋窩リンパ節：触知せず

　腹　部：視診では腹壁皮膚に異常なし，腸蠕動音聴取，血管音聴取せず
　　　　　肝臓鎖骨中線上で12cm（スクラッチ法），脾臓触知せず，明らかな腹水なし
　　　　　触診にて圧痛・反跳痛なし
　直腸診：腫瘤触知せず，便潜血陰性

　例）米国での心臓所見記載法
　　cardiac：RRR S1+S2, no rubs/gallops/murmur
　　　　　　PMI palpable, not enlarged, no lateralization

日々の記録（簡略版）

異常を認めなくとも診療録には以下を記載しておくと，後日変化があった時に参照できる。

```
ＶＳｓ：BP 132/78，PR 80/分，RR 12/分，BT 36.2℃
頭　部：口腔内の咽頭発赤なし，扁桃肥大なし
頸　部：項部硬直なし(supple)，頸部リンパ節腫触知せず
肺　音：清，副雑音なし
心　音：Ⅰ音・Ⅱ音聴取　Ⅲ音・Ⅳ音なし　心雑音なし
腹　部：平坦・触診で軟，圧痛なし，反動痛なし
四　肢：下腿・足背浮腫なし
神　経：意識清明・時間・場所・人に対して見当識あり
```

全身所見の注目ポイント

- 全体的な健康状態：病弱，フレイル，健常
- 意識レベル：覚醒しているか，意識清明か
- 呼吸苦や特別な痛みの有無：不安そうか，抑うつ状態
- 体格・体型・栄養状態・姿勢
- 皮膚の色や皮疹の有無
- 服装・身なり，衛生状態など

Memo

Memo

Memo

Memo

Memo

Memo

看護師特定行為研修 共通科目テキストブック

フィジカルアセスメント

定価　本体3,500円(税別)

2019年4月10日　　初版第1刷発行©

編　著　　武田　裕子
発行者　　松岡光明
発行所　　株式会社メディカルレビュー社

〒541-0046　大阪市中央区平野町3-2-8 淀屋橋MIビル
　　　　　　電話／06-6223-1468(代)　振替 大阪 6-307302
　　　編集部　電話／06-6223-1556　FAX／06-6223-1414
　　　　　　E-mail／yoshida@m-review.co.jp
〒113-0034　東京都文京区湯島3-19-11 湯島ファーストビル
　　　　　　電話／03-3835-3041(代)
　　　販売部　電話／03-3835-3049　FAX／03-3835-3075
　　　　　　E-mail／sale@m-review.co.jp
　　　URL　　http://www.m-review.co.jp

● 本書に掲載された著作物の複写・複製・転載・翻訳・データベースへの取り込みおよび送信(送信可能化権を含む)・上映・譲渡に関する許諾権は(株)メディカルレビュー社が保有しています。

● JCOPY ＜(社)出版者著作権管理機構 委託出版物＞
本書の無断複写は著作権法上での例外を除き，禁じられています。複写される場合は，そのつど事前に(社)出版者著作権管理機構(電話：03-5244-5088，FAX：03-5244-5089，e-mail：info@jcopy.or.jp)の許諾を得てください。

印刷・製本／ツクヰプロセス株式会社
乱丁・落丁の際はお取り替えいたします。

ISBN 978-4-7792-2113-2　¥3500E